高效门诊

THE WELL-MANAGED AMBULATORY PRACTICE

[美]伊丽莎白·W.伍德科克（Elizabeth W. Woodcock）

[美]马克·J.比特尔（Mark J. Bittle）　　　著

吴　悠　译

清华大学出版社

北　京

北京市版权局著作权合同登记号 图字：01-2024-0129

The original English language work:
The Well-Managed Ambulatory Practice
9780826156624
by Elizabeth W. Woodcock DrPH MBA FACMPE CPC and
Mark J. Bittle DrPH MBA FACHE
has been published by:
Springer Publishing Company
Princeton, New Jersey, USA
Copyright © 2022. All rights reserved

图书在版编目（CIP）数据

高效门诊 / (美) 伊丽莎白·W.伍德科克 (Elizabeth W. Woodcock), (美) 马克·J.比特尔
(Mark J. Bittle) 著；吴悠译. -- 北京：清华大学出版社，2025.6. -- ISBN 978-7-302-69711-4

Ⅰ. R4

中国国家版本馆 CIP 数据核字第 2025SK4297 号

责任编辑：唐芳芳 孙 宇
封面设计：钟 达
责任校对：李建庄
责任印制：刘 菲

出版发行：清华大学出版社
　　　　　网　　　址：https://www.tup.com.cn, https://www.wqxuetang.com
　　　　　地　　　址：北京清华大学学研大厦 A 座　邮　　编：100084
　　　　　社 总 机：010-83470000　　　　　邮　　购：010-62786544
　　　　　投稿与读者服务：010-62776969, c-service@tup.tsinghua.edu.cn
　　　　　质量反馈：010-62772015, zhiliang@tup.tsinghua.edu.cn
印 装 者：三河市东方印刷有限公司
经　　销：全国新华书店
开　　本：165mm×235mm　　印　　张：15.5　　字　　数：230 千字
版　　次：2025 年 8 月第 1 版　　印　　次：2025 年 8 月第 1 次印刷
定　　价：168.00 元

产品编号：104030-01

致　谢

我们衷心感谢Xavier Jones、Amy Shim和Estelle Woodcock对本书的多方面贡献。没有你们的奉献精神、对细节的关注以及卓越的编辑能力，这本书无法得以完成。我们也非常感激Springer出版社的David D'Addona和Jaclyn Shultz的远见卓识与专业指导。感谢你们所有人为这项工作所付出的时间、支持和贡献。

献　词

本书献给 Deborah Walker Keegan 博士，FACMPE，MBA，她在门诊管理领域做出了卓越贡献。她的经验和专业知识在她所服务的众多门诊机构中留下了深刻的印记，也影响了无数从她富有吸引力且内容丰富的讲座中受益的医生和管理领导者。Deborah 始终以学术严谨的态度对待工作，将学者精神和专业素养引入了这一历来更多依赖直觉和经验的领域。她对知识的渴求、对改进的热情以及对循证实践的专注无与伦比，正因她的努力，门诊管理领域有了质的飞跃。能够将本书献给 Deborah，以支持她指导、启迪和培养门诊管理领导者的崇高目标，是我们的荣幸。

作者简介

伊丽莎白·W.伍德科克（Elizabeth W. Woodcock），约翰霍普金斯大学公共卫生博士（DrPH）、宾夕法尼亚大学沃顿商学院工商管理硕士（MBA）、美国医疗实践管理认证专家（FACMPE）、认证专业编码员（CPC），是总部位于亚特兰大的Woodcock & Associates公司的创始人兼负责人。她专注于门诊管理领域超过25年，曾为众多国家级专业协会和专业学会主导教育培训，并为客户提供咨询服务，客户涵盖从佐治亚州乡村的独立骨科医生到梅奥诊所。她是17本畅销门诊管理书籍的作者或合著者，代表作包括《精通患者流程》（*Mastering Patient Flow*）和《医生收费流程：避免收费中的坑洼》（*The Physician Billing Process: Avoiding Potholes in the Road to Getting Paid*）。

除咨询工作外，她还担任埃默里大学Rollins公共卫生学院健康政策与管理系的兼职助理教授。2011年，她创立了患者就医可及性协作组织（Patient Access Collaborative），这是一个由90家学术医疗系统和儿童医院组成的受邀联盟，致力于改善门诊患者的就医流程。自组织成立以来，她一直担任执行董事。

马克·J.比特尔（Mark J. Bittle），约翰霍普金斯大学公共卫生博士（DrPH）、巴尔的摩大学工商管理硕士（MBA）、美国医疗管理学会高管认证专家（FACHE），现任约翰霍普金斯大学彭博公共卫生学院健康政策与管理资深科学家。作为一名经验丰富的医疗集团高管，Bittle博士持有美国医疗管理执行官学院的医疗管理董事会认证（FACHE）。他拥有35年涵盖门诊服务各个方面的医疗管理经验，包括社区基层初级和多专科医生诊所的开发与运营、医院门诊及教职员工诊所组织、质量与患者安全改进等工作。

　　Bittle博士担任约翰霍普金斯大学彭博公共卫生学院医疗管理硕士项目及人群健康管理项目的项目主管。他讲授领导力与管理、集体影响与协作、医疗融资、医疗实践管理及医疗战略等课程。其研究兴趣包括医生领导力发展、影响医生合作的组织与管理因素、复杂组织中的变革管理，以及群体健康管理中协作的有效策略。

贡献者（CONTRIBUTORS）

- 克里斯汀·贝尔德（Kristin Baird），医学管理硕士（MHA）、护理学学士（BSN）、注册护士（RN），Baird Group 总裁兼首席执行官
- 里克·埃文斯（Rick Evans），纽约长老会医院患者服务高级副总裁兼首席体验官
- 艾瑞斯·格里姆（Iris Grimm），医师与领导力教练，Master Performance 公司
- 马诺杰·贾恩（Manoj Jain），医学博士（MD）、公共卫生硕士（MPH），埃默里大学罗林斯公共卫生学院卫生政策与管理系兼职教授
- 玛丽·艾伦·凯洛格（Mary Ellen Kellogg），Ortho NorthEast 账务办公室主管
- 卡罗尔·K.卢卡斯（Carol K. Lucas），法学博士（JD），Buchalter 律师事务所股东兼医疗保健业务主席
- 贾拉娜·麦卡斯兰（Jalana McCasland），国王女儿儿童医院医师执业管理副总裁
- 米歇尔·奥斯曼（Michelle Ossmann），哲学博士（PhD）、护理硕士（MSN）、美国建筑师学会准会员（Assoc. AIA），赫曼米勒医疗事业部知识与创新总监
- 莫娜·雷默斯（Mona Reimers），工商管理硕士（MBA），Ortho NorthEast 行政运营总监
- 康切蒂娜（蒂娜）·托洛梅奥［Concettina (Tina) Tolomeo］，护理学博士（DNP）、工商管理硕士（MBA）、注册高级执业护士（APRN）、家庭护士执业医师（FNP-BC）、哮喘教育认证专家（AE-C），耶鲁医学院患者接入高级总监

序 言

门诊医疗是美国医疗体系的支柱。门诊医疗机构形式多样，从独立执业的私人全科医生诊所到大型医疗系统的多专科门诊中心。门诊医疗为改善医疗服务流程提供了诸多机遇，其中两个最基本且对未来医疗领导者至关重要的方面是成本和便利性。

门诊医疗可以在比传统住院环境更低的运营成本下提供高质量的医疗服务。其成本效益特点与"三重目标"（triple aim）中降低人均医疗费用这一目标高度一致，从而为社会带来福祉。此外，门诊医疗能够根据患者的需求灵活布局，提供更多的选择和便利。所有这些特性都决定了门诊医疗需要与住院医疗完全不同的管理方式。随着基于价值的支付模式推动服务向成本最低的场所转移，以及患者对便利、可及和可负担医疗的期望不断提高，管理高效的门诊医疗已成为高效医疗服务体系中不可或缺的一环。

本书旨在为现任及未来的医疗管理者提供关于高效管理门诊医疗的全面基础知识。本书从美国门诊医疗的悠久历史出发，基于循证医学原则，引导读者深入了解门诊医疗人员、财务、质量、安全与体验、组织、战略及运营的独特特性。随着门诊医疗的快速发展和日益复杂化，本书将成为领导和管理门诊医疗的重要知识与技能来源。

我们诚邀您进一步了解门诊医疗管理中所蕴含的挑战与机遇。

伊丽莎白·伍德科克，DrPH, MBA, FACMPE, CPC

马克·比特尔，DrPH, MBA, FACHE

中文版序一

门诊，从来不是医院运营的边角地带。

它既是疾病防控体系的"第一现场"，也是提升临床服务效率与就医体验的主战场。在今天这个强调高质量、强基层、重连续服务的医疗变革时期，门诊的角色和功能正在经历深刻重构。

中国医疗要真正走向高质量发展，必须走出"单点改良"的惯性思维，转向流程驱动、系统集成、数据赋能的治理逻辑。门诊不是若干业务模块的堆叠，而是一个需要被设计、管理和持续优化的复杂系统。本书《高效门诊》的最大价值，就在于它将"门诊"真正作为一个系统来讨论和重塑。阅读全书可以感受到，作者并未停留在服务细节的优化上，而是从组织战略、领导力建设、运营逻辑、财务架构到人力资源配置，构建起一个逻辑严密、可复制、能落地的现代门诊管理体系。这种从"理念—结构—执行—评估"四位一体出发的思考方式，恰恰是我们今天最需要补齐的一环。

尤其值得注意的是，本书对"技术赋能门诊管理"这一趋势的敏锐把握。无论是患者流量的动态预测、诊室使用的精细化调度，还是基于数据的绩效反馈与服务迭代，作者均给出了很多高度专业且方法论成熟的实践路径。在我们的探索中也发现，技术要发挥作用，前提是流程是标准化的、角色是清晰的、目标是共享的。换言之，技术不是万能钥匙，但它可以放大好的系统设计。

我认为，好的门诊不是设备多，也不是建筑新，而是让患者从进入医院开始，知道该去哪、能看得上病、愿意留下来。门诊如果做到这一点，才真正具备了"服务质量"和"管理效率"的双重内涵。

对中国医院来说，这本书的意义不仅在于"学术"，更在于"实操"。我们需要把门诊从一个辅助场景，转向医院运营的中心场景，需要把"经验式管理"转化为"数据化运营",需要让更多年轻医生、管理骨干通过这本书,理解现代医院管理的逻辑。

　　管理是专业,门诊更是。愿这本书能在中国医院的管理改革中,发挥推动、连接与启发的积极作用。

中国工程院院士

上海交通大学医学院附属瑞金医院院长

上海市内分泌代谢病研究所所长

中文版序二

门诊是医院运行中最活跃、最复杂、又最易被忽视的系统之一。它承担着极高比例的医疗服务量，却常常处于组织结构边缘、管理流程碎片、激励机制模糊的位置。

而现实告诉我们：一个没有"高效门诊"的医院，是不可能真正实现高质量发展的。

近些年，无论是绩效改革、人事制度调整，还是医保支付机制的变化，都在不断释放一个信号——我们需要重新定义"门诊"的定位，把它从"入口"变为"核心"，从"流量"变为"价值"，从"后勤"变为"战略"。

《高效门诊》中文版的出版，恰好为我们提供了这样一个重新理解门诊、重构门诊的窗口。作者不是从抽象管理理念出发，而是立足于实际问题，围绕战略构建、组织设计、运营优化、人力管理、财务调度等一系列管理者每天都要面对的问题，构建起了一个系统化的门诊管理框架。

本书中几个章节的实操价值尤其值得关注。例如，关于战略与领导力的论述，明确将门诊管理者视为组织治理的参与者而非执行者；对患者流程的拆解，展现出场景化运营的基本逻辑；对财务与人力的设计，体现出强烈的数据意识与绩效导向。这些内容，对于当前正在推进绩效管理制度改革、人岗匹配优化、运营数据化重建的医院来说，具有非常高的启发性与适配性。

在主导医院人事制度改革的过程中，我们清晰地看到了这样一个趋势：好的制度，需要通过高效流程来落实；高效的流程，需要通过专业组织与精准管理来保障。而门诊，恰恰可以成为制度落地的试金石。一个门诊是否高效，表面看是等候时间、接诊效率、患者满意度，深层看则是激励是否有效、组织是否协同、流程是否可控、数据是否真实。这本书以极具可操作性的方式，把这些问题拆解开、组合好，呈现给每一位管理者，这是它最大的价值所在。

我也希望通过这本书，推动一种共识的建立：医院管理是一门专业，而门诊管理是这个专业中尤其复杂也极为值得投入的部分。它不再是院长、主任，或任何一个人的事，而应成为跨部门协同、系统协作的管理样本场景。

愿这本书，成为每一位医疗管理者的工具书和思维库。

主任医师、教授
上海市第一人民医院原院长
上海申康医院发展中心主任

前　言

　　本书第一版问世之际，正值美国医疗体系的多重关键力量交汇，推动着这个价值约4万亿美元的行业在健康和价值方面的提升。美国最高法院对《平价医疗法案》(*Affordable Care Act*)的裁决可能会永久性地扩大医疗补助计划(medicaid)覆盖范围。投保人口的增加不仅刺激了对门诊医疗的需求，也与联邦政府持续推行的基于价值支付模式形成了协同效应。这些举措包括管理式医疗补助(managed medicaid)，该模式下大部分参保人通过基于风险的安排获得全部或部分医疗服务。当这些医疗补助和联邦医疗保险(medicare)参保人与根据2015年《医疗保险准入与儿童健康保险计划再授权法案》(*Medicare Access and CHIP Reauthorization Act*)创建的替代支付模式下接受服务的数百万商业保险用户相结合时，可以清楚地看到，医疗服务提供方的支付模式正从按服务收费(fee-for-service)向基于价值的支付(value-based payment)快速转变。这种激励机制的变化推动了医疗服务从住院照护向门诊照护的转移，并提升了以患者为中心的医疗之家(PCMH)作为改善健康结果、降低成本的重要基石。

　　这场向门诊照护的转变因百年一遇的新冠疫情而加速。由于疫情管控措施，医院和诊所的可及性显著降低，这促使监管壁垒的放宽，并推动了远程医疗和居家照护的发展。医疗服务提供者得以利用新的在线视频应用、电子健康记录(EHR)以及宽带互联网技术来扩展远程医疗。消费者已习惯在线服务的便利，对医疗服务也抱有同样期待。随着远程监测技术发展，门诊医疗(尤其是远程医疗)将更受依赖。这一趋势会因医疗资源高效利用和患者需求增长而持续加速。

　　疫情还暴露了我们医疗体系中的重大缺陷——公共卫生基础设施的薄弱、由于社会健康决定因素投入不足而导致的健康不平等，以及医生的职业倦怠。尽管更好的运营管理无法单独解决这些问题，但它将是成功应对这些重要挑战的基石。

作为曾领导大型预付费医疗集团的负责人，以及"四大"学术医疗中心和医疗咨询实践的首席合伙人，我深刻理解作者们如何将其数十年门诊医疗管理的经验，提炼成简明而可操作的见解。他们提供了清晰的历史背景，并详细阐述了如何制定愿景和战略，如何以情商领导所需的变革，以及如何运用质量改进方法提升绩效。此外，他们还对如何优化运营，尤其是在 PCMH、患者流动与就医可及性、收入周期与财务管理、人力资源管理等关键领域，提供了重要的具体指导，并针对最佳人员配置比例提出了建议。

本书凝聚了以下两位资深医疗领导者的智慧。伊丽莎白·伍德科克（Elizabeth Woodcock）博士是"患者就医可及性协作组织"（Patient Access Collaborative）的创始人，该组织由 90 家学术医疗系统组成，致力于推广患者就医可及性的行业标准。她撰写了 17 本书籍，涵盖患者流动、前台管理以及医疗实践的政策与程序。她的出版物主要基于她作为一家拥有 500 名医生的医疗集团的业务办公室管理者的经历，以及长期担任医学集团管理协会（MGMA）顾问的经验，同时她也是提升患者就医可及性的坚定倡导者。

马克·比特尔（Mark Bittle）博士是约翰·霍普金斯大学布隆伯格公共卫生学院医疗管理硕士（MHA）和应用人口健康管理硕士（MAS）项目的负责人。作为卫生政策与管理系的同事，我有幸在这些项目中与他长期合作。他的主要学术兴趣包括医生领导力发展、医生的组织整合、复杂医疗机构的变革管理，以及改善群体健康的有效合作策略。他在约翰·霍普金斯医学中心和 LifeBridge Health 拥有数十年的高层管理经验。此外，马克还在马里兰州农村健康协会、巴尔的摩无偿高质量医疗服务的慈善诊所——Shepherd's Clinic 等组织担任董事会成员，并在美国公共卫生协会担任理事，还是美国医学院理事会马里兰州的特使。

对于医疗管理的学习者和早期职业生涯的从业者而言，这本书是一本清晰、可操作的指南，有助于在这个快速发展和充满挑战的环境中高效管理和改进门诊医疗服务的价值与质量。

David C. Chin, MD, MBA　杰出学者
约翰·霍普金斯彭博公共卫生学院卫生政策和管理系
巴尔的摩，马里兰

缩略语表

AAAHC（Accreditation Association for Ambulatory Health Care）：门诊医疗机构认证协会

ABN（Advance Beneficiary Notice）：提前受益人通知

ACO（Accountable Care Organization）：责任医疗组织

ACSC（Ambulatory Care Sensitive Condition）：门诊敏感性疾病

AHA（American Hospital Association）：美国医院协会

AHRQ（Agency for Healthcare Research and Quality）：医疗研究与质量局

AKS（Anti-kickback Statute）：反回扣法

AMA（American Medical Association）：美国医学会

AMC（Academic Medical Center）：学术医疗中心

APC（Ambulatory Payment Classifications）：门诊支付分类

ARRA（American Recovery and Reinvestment Act of 2009）：2009年美国经济复苏与再投资法案

ASC（Ambulatory Surgery Center）：门诊手术中心

ASCQR（Ambulatory Surgical Center Quality Reporting）：门诊手术中心质量报告

ATB（Aged Trial Balance）：账龄试算表

BCBS（Blue Cross Blue Shield）：蓝十字蓝盾保险

BLS（Bureau of Labor Statistics）：劳工统计局

BMI（Body Mass Index）：身体质量指数

CAHPS（Consumer Assessment of Healthcare Providers and Systems）：医疗服务提供者及系统消费者评价

CBC（Complete Blood Count）：全血细胞计数

CDC（Centers for Disease Control and Prevention）：疾病控制与预防中心

CDI（Clinical Documentation Improvement）：临床文档改进

CF（Conversion Factor）：转换系数

CHIP（Children's Health Insurance Program）：儿童健康保险计划

CIN（Clinical Integrated Network）：临床整合网络

CMA（Certified Medical Assistant）：认证医学助理

CMS（Centers for Medicare and Medicaid Services）：美国医疗保险和医疗补助服务中心

CMS-1450（Centers for Medicare and Medicaid Services 1450 Claim Form）：医疗保险和医疗补助服务中心1450索赔表

COVID-19（Novel Coronavirus of 2019）：新型冠状病毒

CPT®（Current Procedural Terminology）：现行操作术语

CT（Computed Tomography）：计算机断层扫描

DRG（Diagnosis-Related Group）：疾病诊断相关分组

DRO（Days in Receivables Outstanding）：应收账款天数

E&M（Evaluation and Management）：评估与管理

ED（Emergency Department）：急诊科

EDI（Electronic Data Interchange）：电子数据交换

EHR（Electronic Health Record）：电子健康记录

EKG（Electrocardiogram）：心电图

F2F（Face-to-Face）：面对面

FC（Fixed Costs）：固定成本

FDA（Food and Drug Administration）：食品药品监督管理局

FFS（Fee For Service）：按服务付费

FQHC（Federally Qualified Health Center）：联邦认证健康中心

FTE（Full-Time Equivalent）：全职当量

GDP（Gross Domestic Product）：国内生产总值

GPCI（Geographic Practice Cost Index）：地区实践成本指数

HCC（Hierarchical Condition Categories）：层级病症类别

HCPCS（Healthcare Common Procedure Coding System）：医疗通用操作编码系统

HIPAA（Health Insurance Portability and Accountability Act）：健康保险携带与责任法案

HITECH（Health Information Technology for Economic and Clinical Health Act）：健康信息技术促进经济与临床健康法案

HMO（Health Maintenance Organization）：健康维护组织

HPV（Human Papillomavirus）：人乳头瘤病毒

ICD（International Statistical Classification of Diseases and Related Health Problems）：国际疾病分类

ICD-10-CM（International Classification of Diseases，Tenth Revision，Clinical Modification）：国际疾病分类第十版临床修改版

IOM（Institute of Medicine）：医学研究院

IPA（Independent Practice Association）：独立执业协会

IT（Information Technology）：信息技术

JCAH（Joint Commission on Accreditation of Hospitals）：医院认证联合委员会

JCAHO（Joint Commission for the Accreditation of Healthcare Organizations）：医疗机构认证联合委员会

KPI（Key Performance Indicator）：关键绩效指标

LIC（Limited Liability Company）：有限责任公司

LPN（Licensed Practical Nurse）：执业护士

LVN（Licensed Vocational Nurse）：职业护士

MA（Medical Assistant）：医疗助理

Medicare PFS（Medicare Physician Fee Schedule）：医疗保险医生收费标准

MP（Malpractice）：医疗事故

MSO（Management Services Organization）：管理服务机构

NAM（National Academy of Medicine）：美国医学科学院

NAMCS（National Ambulatory Medical Care Survey）：国家门诊医疗调查

NCQA（National Committee for Quality Assurance）：国家质量保证委员会

NCR（Net Collection Rate）：净收款率

NHAMCS（National Hospital Ambulatory Medical Care Survey）：国家医院门诊医疗调查

NPI（National Provider Identifier）：国家提供者标识码

NPSR（Net Patient Services Revenue）：净患者服务收入

NQF（National Quality Forum）：国家质量论坛

OPD（Outpatient Department）：门诊部

OPPS（Outpatient Prospective Payment System）：门诊预付费系统

OR（Operating Room）：手术室

P&L（Profit and Loss）：损益表

PC（Physician Compensation）：医生薪酬

PC（Professional Corporation）：专业法人公司

PCMH（Patient-Centered Medical Home）：以患者为中心的医疗之家

PDCA（Plan，Do，Check，Act）：计划、执行、检查、行动

PE（Practice Expense）：医疗执业成本

PEST（Political，Economic，Social，and Technological）：政治、经济、社会与技术

PHO（Physician Hospital Organization）：医生医院组织

PM（Practice Management）：诊所管理

PMPM（Per Member Per Month）：每人每月

POS（Place of Service）：服务地点

PPACA（Patient Protection and Affordable Care Act）：患者保护与平价医疗法案

PPO（Preferred Provider Organization）：优选提供者组织/优选医疗机构

PREM（Patient-Reported Experience Measure）：患者报告体验指标

PRO（Patient-Reported Outcome）：患者报告结果

PROM（Patient-Reported Outcome Measure）：患者报告结果指标

PSR（Patient Service Representative）：患者服务代表

QPP（Quality Payment Program）：质量支付计划

RASCI（Responsible，Accountable，Support，Consulted，and Informed）：责任分工模型

RBRVS（Resource-Based Relative Value Scale）：基于资源的相对价值体系

RCM（Revenue Cycle Management）：收入周期管理

RCT（Randomized Controlled Trial）：随机对照试验

RE（Revenue per Encounter）：单次接诊收入

RHC（Rural Health Clinic）：农村卫生诊所

RN（Registered Nurse）：注册护士

RVU（Relative Value Units）：相对价值单位

SBNA（Scheduled But Not Arrived）：已预约但未到（爽约）

SDOH（Social Determinants of Health）：健康的社会决定因素

SMART（Specific, Measurable, Attainable, Relevant, and Time-bound）：具体、可测量、可达成、相关且有时限的目标

SME（Subject Matter Expert）：主题专家

SOAP（Subjective, Objective, Assessment, and Plan）：主观、客观、评估与计划

STEEPLE（Social, Technology, Economic, Environmental, Political, Legal, and Ethical）：社会、技术、经济、环境、政治、法律与伦理

SWOT（Strengths, Weaknesses, Opportunities, and Threats）：优势、劣势、机会与威胁

TJC（The Joint Commission）：联合委员会

TOL（Top of License）：执业权限最高级别

TPS（Toyota Production System）：丰田生产方式

VCE（Variable Costs per Encounter）：单次接诊的变动成本

WHO（World Health Organization）：世界卫生组织

WRVU（Work Relative Value Unit）：工作相对价值单位

目　录

门诊医疗的格局

引言

门诊医疗（ambulatory medical care）在美国医疗体系中占据着重要地位，也为管理者提供了一个广阔而多样的实践舞台。不论是全面涉足门诊医疗领域，还是专注于其中某一具体场景，从事门诊医疗管理工作都意味着与不同的人群、流程和技术打交道，这也让这项工作充满了变化与挑战。尽管外部环境不断变化，但门诊医疗的核心目标始终明确：为患者提供高质量、以服务为核心，同时兼具成本效益的医疗服务。

定义

根据美国国家健康统计中心的定义，门诊医疗服务是指"患者前往提供直接医疗服务的医疗机构（如医生诊室或社区健康中心）进行就诊的行为，通常包括咨询、检查和/或治疗。（来源：国家健康统计中心门诊医疗团队，2021年3月11日）。这一术语涵盖了广泛的医疗场景。美国CDC进一步指出，门诊医疗场所包括社区健康中心、紧急护理中心、医院门诊诊所、非医院诊所及医生办公室、门诊手术中心、公共健康诊所、影像中心、肿瘤诊所、行为健康与药物滥用门诊、物理治疗和康复中心、牙科诊所、学校健康诊所（包括大学和其他教育机构）、家庭护理以及非医院的临终关怀等。这些仅为部分示例，门诊医疗的定义涵盖了所有为可行动患者提供治疗，而无须住院管理的实体。

目前，"门诊"（ambulatory）这一术语经常与"非住院"（outpatient）互换使用。后者用于区别接受照护的地点，即医院住院病房**内**的"住院"患者和在医院**外**接受服务的"非住院"患者。如表1.1所示，医生诊室及医院门诊的访问量增长显著；尽管医生诊室的访问率保持稳定，医院门诊的访问率却在同期有所增加。随着医疗服务系统不断发展变化，新的场所和服务形式层出不穷，为门诊医疗管理领域带来了许多令人振奋的机会。

表1.1　1973—2016年美国医生诊室和医院门诊年就诊人次

年份	医生诊室就诊人数[a]（百万）	医生诊室就诊率（每人）	医院门诊就诊人次[b]（千）	医院门诊就诊率（每100人）
1973	644.9	3.1		
1974	577.8	—		
1975	567.6	2.7		
1976	588.3	2.8		
1977	570	2.7		
1978	584.5	2.8		
1979	556.3	2.6		
1980	575.7	2.7		
1981	585.2	2.6		

续表

年份	医生诊室就诊人数[a]（百万）	医生诊室就诊率（每人）	医院门诊就诊人次[b]（千）	医院门诊就诊率（每100人）
1982				
1983				
1984				
1985	636.4	2.7		
1986				
1987				
1988				
1989	692.7	2.8		
1990	704.6	2.9		
1991	669.7	2.7		
1992	762	3	56.6	22.5
1993	717.2	2.8	62.5	24.6
1994	681.5	2.6	66.3	25.6
1995	697.1	2.7	67.2	25.7
1996	734.5	2.8	67.2	25.4
1997	787.4	3.0	77.0	28.9
1998	829.3	3.1	75.4	28
1999	756.7	2.785	84.6	31.1
2000	823.5	3.004	83.3	30.4
2001	880.5	3.144	83.7	29.9
2002	890	3.144	83.3	29.4
2003	906	3.173	94.6	33.1
2004	910.9	3.159	85	29.5
2005	963.6	3.31	90.4	31
2006	902	3.066	102.2	34.7
2007	994.3	3.356	88.9	30
2008	956.0	3.201	109.9	36.8
2009	1 037.8	3.441	96.1	31.9
2010	1 008.8	3.322	100.7	33.2
2011	987.0	3.222	125.7	41

续表

年份	医生诊室就诊人数[a]（百万）	医生诊室就诊率（每人）	医院门诊就诊人次[b]（千）	医院门诊就诊率（每100人）
2012	928.6	3.008	—	—
2013	922.6	2.967	—	—
2014	884.7	2.8	—	—
2015	990.8	3.133	—	—
2016	883.7	2.779	—	—

资料来源：全国门诊医疗护理调查（NAMCS）/全国医院门诊医疗护理调查（NHAMCS）数据取自此处发布的总结报告：Centers for Disease Control and Prevention, National Center for Health Statistics(n.d.). *Advance data from vital and health statistics*. https://www.cdc.gov/nchs/products/ad.htm.本报告中出现的所有材料均属公共领域。

注：医生诊室就诊数据取自自1973年起每年进行的NAMCS；医院门诊就诊数据取自始于1992年起每年进行的NHAMCS；2012—2016年的NHAMCS数据因质量保证问题未发布。

[a]包括患者到非联邦诊室医生处就诊的情况。

[b]包括患者到非联邦短期医院的门诊部就诊的情况。

在门诊医疗管理工作中，无论场景如何，都要求管理人员具备广泛的技能和能力。根据医疗集团管理协会（MGMA，2021）的分类，门诊医疗管理相关的核心知识领域包括财务管理、人力资源管理、组织治理、运营管理、风险与合规管理以及变革型医疗服务。这些技能和知识在医生、医院、社区健康中心和公共卫生部门中广受重视，因为这些机构都需要具备门诊医疗管理专长的专业人士。

历史背景

美国门诊医疗的发展为理解当今医疗体系的复杂性提供了一个独特的视角。和许多其他领域一样，门诊医疗的历史深深嵌入了国际背景之中。17世纪，欧洲主要城市中的医生开始设立咨询中心，为贫困人群提供服务（Sand，1952）。这些中心独立于医院之外，专门为无须住院治疗的患者提供诊疗和药物。由于这些中心会为患者分发药物，它们逐渐被称为"药房"（dispensaries）。这一模式及其名称在18世纪末传入殖民时期的美洲（Davis and Warner，1918）。

在随后的几十年里，这些中心逐步扩展，城市中新建的医院也纷纷设立门诊诊所。这些诊所通常隶属于医院，常被称为门诊部门（outpatient departments，OPDs）。医院内的患者被称为住院患者（inpatients），而医院外接受管理的患者则被称为门诊患者（outpatients）。

19世纪，公共卫生管理的重要性逐渐显现，正如马萨诸塞州书商兼统计学家勒缪尔·沙特克在1850年发布的《马萨诸塞州卫生委员会报告》中所提到的：“在他人行为导致疫情暴发时，即使那些试图保持个人清洁和家庭卫生的人，也难以抵御疾病的侵袭”（Rosenkrantz，1972）。

在20世纪初移民激增的时期，美国的药房诊所（dispensaries）和门诊诊室（outpatient clinics）也迅速增多，主要为贫困人群提供服务（Davis，1927）。到1916年，已有495家医院开设了诊所（Roemer，1981）。其中的药房诊所通常由医生经营；而门诊诊室则由医院管理。尽管没有正式命名，这些诊所也被称为“贫困诊所”（indigent clinics），这一称谓在美国的某些机构中沿用了相当长的时间。

到1900年，美国已有40个州和若干地方成立了卫生部门（美国医学研究所未来公共卫生研究委员会，1988）。除了关注生物医学进展，卫生部门的职责还包括解决与卫生和营养相关的疾病根本成因（例如伤寒和甲状腺肿大）、母婴不良健康问题，以及不安全的工作环境（疾病控制与预防中心，1999）。新成立的卫生部门还为受疾病影响最严重的贫困人群提供医疗服务。到1915年，美国已有超过500家肺结核诊所和500家婴儿诊所，主要由市卫生部门运营（医学研究院公共卫生未来研究委员会，1988）。相比之下，有经济能力的患者则直接向私人医生寻求治疗（Roemer，1971）。

医疗保险

在全球范围内，许多工业化国家推出了社会保险制度，为劳动人口提供了就诊私人医生的机会。20世纪初，美国逐渐形成了一种按经济能力将患者区分对待的医疗服务格局——雇主为工人提供医疗服务，或提供获取医疗服务所需的保险。19世纪80年代末，一些铁路公司引入了预付（pre-paid）医疗服务，雇佣医生为员工提供现场治疗；到1930年，有近200万美国人通过预付计划获得了医疗保障（Reed，1965）。最初以预付计划形式运作的蓝十字蓝盾（Blue Cross Blue Shield）即在这一时期后期建立，逐渐为更多劳动人口提供医疗保险。

与在本地社区内开展服务的全科医生不同，专科医生通常集中在医院的门诊部（outpatient department），往往位于城市中心，服务于周边人口密集的区域。由于药房诊所和门诊诊室常常与贫困人口治疗相关而带有污名，保险基金开始组织被称为"综合诊所"（polyclinics）的门诊医疗中心。在许多国家，这些地点是由政府资助或附属于政府机构。而在美国，私人医生则自行开设了门诊服务场所。梅奥兄弟威廉和查尔斯于1914年在明尼苏达州开设了他们的门诊诊所，首次提出了由多学科专家共同参与、并由一支支持团队协作完成的协同诊疗（coordinated care）理念（Fye，2016）。

20世纪初期，由于1910年弗莱克斯纳报告及类似的工作推动了医学培训和执照的规范化，美国的药房诊所开始关闭（Berliner，1975）。一些药房诊所被改建为慈善诊所（charitable clinics），而另一些则直接关闭。贫困人群的照护被交给这些慈善诊所或者运营门诊的医院。尽管它们已经成为医学专业学习的重要场所，这些机构却几乎没有得到任何政府资助，也不向患者收取费用（Ehlke，2018）。

1912年，美国公共卫生服务成立（IOM未来公共卫生研究委员会，1988），推动了公共卫生联邦基础设施的发展，卫生部门在门诊医疗服务中继续发挥重要作用。尽管没有明确的服务规划，地方、县和州卫生部门在传染病、心理健康和母婴健康的治疗中扮演了重要角色。

在接下来的几十年里，一种名为"团体医疗实践"（group practices）的模式在美国各地兴起，开创了一种新的医疗服务模式，也为管理专业人士提供了新的机会。到1960年，近70%的美国人拥有医院医疗保险（Cohen，et al.，2009），逐渐通过这些团体医疗计划寻求医疗服务。在1955—1965年，门诊服务的使用量大幅增长了73%（密歇根大学，1968）。到1970年，只有15%的门诊服务发生在医院（Murnaghan，1973）。

在团体医疗实践中，医疗实践管理逐渐成为新兴领域。全国诊所管理协会于1926年首次成立，后来成为医疗团体管理协会（MGMA）。美国医疗团体协会（AMGA）于1950年成立，最初名为美国诊所协会，旨在提高医疗诊所的实践标准等目标。根据专业不同，团体医疗实践提供的大部分服务是在门诊环境中进行的。因此，医疗实践管理者加强了他们在门诊医疗服务领域的专业知识。

在此期间，联邦政府也为建设更多医院提供了资金。1946年通过《医院服务和建设法案》启动的希尔-伯顿计划向各州发放了医院建设补助，并在随后的多年内提供支持（Berkowitz，2005）。在此时期，尽管大多数美国人拥有健康保险，但健康保险的范围仅限于住院和手术服务。

在美国，向医院提供的财政支持通常并没有惠及门诊部门。中世纪中期，这一缺陷对门诊诊所产生了不利影响。事实上，当团体医疗实践服务于有经济能力的人群时，门诊诊所已经演变成几乎专门为贫困人群提供服务的场所。1965年，位于美国波士顿的麻省总医院院长 J. H. Knowles 写道："当我们谈论医院的门诊部时，我们会发现它是医院的'弃儿'。一直以来，这里是最不受欢迎的工作范畴，也因此，在医疗和教学方面的成果很少被用于门诊、造福社区"（第68页）。门诊医院诊所的管理也相对滞后；"医院管理者……自然而然地喜欢传统的、有经济回报的院内环境"（Crowley and Riordan，1988）。

在这种所谓的"弃儿"境地中，患者服务也受到了影响。1966年，康奈尔大学医学中心的院长 John Deitrick 博士写道："对于患者来说，等待时间漫长且拖延……门诊部门似乎是为了医院管理的便利而设计的……对患者的舒适和方便以及对医生时间的高效利用显然缺乏关注"（第65页）。

社区卫生诊所（neighborhood health clinics）也为贫困人群提供了医疗服务；与医院的门诊诊所一样，这些诊所没有正式的资金来源或患者收入（Ehlke，2018）。许多诊所由志愿者或倡导组织建设，通常旨在满足特定的健康需求或服务特定的族群。在美国，地方、县级和州级的医疗机构继续扩展；尽管就诊患者各异，但大多数都包括向服务社区接种疫苗的基本功能（CDC，1999）。

美国政府的参与

随着医疗服务体系的发展，医疗费用的覆盖范围也在变化。1964年，由保险公司提供的医疗支出，即所谓的第三方支付，占个人医疗支出的49%

（Reed and Hanft，1966）。1965年，《社会保障修正案》的通过引入了医疗保险（Medicare）和医疗补助（Medicaid），并在次年实施，使得到20世纪60年代末，大多数对医疗服务提供者的支付方式都转为了某种形式的第三方支付。除了医院保险，该法案还允许65岁及以上的美国人购买涵盖Medicare的保险（社会保障管理局）。因此，私营部门的保险覆盖范围也扩大到了院外医疗服务的领域。

尽管被政府医疗保险计划遮蔽了些许锋芒，经济机会办公室（OEO）在1965年启动了一项重要举措，为社区卫生诊所提供资金支持。自20世纪初以来，各种私人和公共组织已经建立了为特定社区提供门诊服务的场所；然而，OEO的努力为这些以社区为基础的工作正式制定了筹资机制。这些财政支持开始推动社区门诊医疗服务的扩展，包括旨在为移民、无家可归者和公共住房居民提供服务的中心；1977年，乡村卫生诊所（rural health clinics）建立（Taylor，2004）。1970年，国家健康服务团项目（National Health Service Corps Program）创建，为将医生派往服务欠缺的地区提供医疗服务提供联邦资金和支持（Heisler，2018）。

随后几年，Medicare和Medicaid的覆盖范围扩大，以及对医学培训资金的增加，使得医院门诊部门再次受到重视。在这些政府项目的推动下，非营利医院开始获得门诊医疗服务的补贴，且支持力度高于私营的团体医疗实践（Regenstreif，1977）。随着对门诊诊所重要性的认识逐渐加深，在经历了多年与住院部门相比缺乏经济、公共和专业支持后，门诊诊所中长期存在的服务和效率问题终于开始得到解决（Stoeckle et al.，1979）。

与服务体系的变化同步，医学培训项目也开始将重点转向门诊护理环境，将学生和住院医生安排在医院门诊诊所进行轮班，作为其学习和培训计划的重要组成部分。教育机构认识到对医学生和培训人员进行纵向和全面护理的重要性，而门诊环境是最佳的研究场所（Crowley and Riordan，1988）。

人们对以患者为中心的护理的重要性认识不断增加。第一个门诊手术中心（ambulatory surgery center，ASC）于1970年建立，并于次年得到了美国医学会的认可。由于这种模式在解决与成本、及时性、便利性、质量保证和舒适度相关的医疗服务问题上表现出色，ASC在20世纪70年代迅猛发展（门诊手术中心协会，Frakes，2002）。

保险业务陆续扩展覆盖医生服务，得到了美国民众的积极响应：1970—1976年，65岁以下人口中拥有医生门诊和上门服务第三方保险覆盖的比例从48.0%增至62.2%（Carroll，1978；Mueller，1972）。1973年通过的《健康维护组织法案》，将健康维护组织（Health Maintenance Organizations，HMOs）纳入了医疗服务和保险的范畴。

鉴于门诊护理环境的重要性日益提高，联邦政府于1973年启动了全国门诊医疗服务调查（national ambulatory medical care survey，NAMCS），这一数据存储库持续至今。NAMCS和全国医院门诊医疗服务调查（national hospital ambulatory medical care survey，NHAMCS）提供了标准且可靠的数据来源，使政府官员以及行业利益相关者能够了解与门诊医疗服务相关的趋势。

持续高涨的医疗费用

20世纪最后的25年中，报销方式的转变、社区卫生的定向资金支持、医学生和培训人员数量的增加，以及人口老龄化和新技术的影响，共同促进了门诊场所在各类场景中的持续发展。

然而，最重要的问题是费用的大幅增加：1971—1981年，医疗支出增长了三倍多，远远超过了经济增长的速度（Freeland and Schendler，1983）。解决美国医疗费用上涨的问题成为立法者的重要任务。

1983年，医院服务引入了基于疾病诊断相关分组（diagnosis-related groups，DRGs）进行的预付制支付制度，1989年，门诊部门也引入了类似的支付机制（Mayes，2007；Oberlander，2003）。研究人员认为，这些支付机制推动了医疗服务向门诊场景的转移（Roos and Freeman，1989）。

1989年，联邦政府创建了联邦合格卫生中心（Federally Qualified Health Center，FQHC）计划，吸收了从20世纪初就存在的大量社区卫生中心。与此同时，美国医学研究所未来公共卫生研究委员会发布的《公共卫生的未来（1988）》提出，地方卫生部门应专注于三项基本职能：评估、政策制定和保障。一些地方医疗机构将其服务转变为联邦合格卫生中心（FQHC）或乡村卫生诊所（RHC）；另一些则将其卫生服务转移至医院，由医院管理其门诊诊所；还有一些缩减了服务范围，仅提供疫苗接种（Keane et al.，2001）。

20世纪90年代，由于患者的医疗护理日益从急性医院环境转移，其他门诊场所——学校诊所、透析中心、输液中心、急诊护理诊所、零售诊所等——陆续创建或扩展了服务的范围。

在按百分比支付（percent-of-charge）医疗服务的支付模式下，医疗费用日益增长。联邦政府于1993年转向了基于资源相对价值规模（resource-based relative value scale，RBRVS）的新支付机制（Hsiao等，1993）。这种新的支付模式对门诊医疗服务产生了重大影响，因为它重塑了对医生和其他医疗保健专业人员服务的定价机制。RBRVS体系的构建基于工作、医疗事故和每个专业服务程序代码相关的业务费用，随后被许多私人保险公司采用。

为了应对不断上升的医疗成本和资源耗用，同一时期，管理式医疗（managed care）也应运而生。管理式医疗是一个涵盖多种支付机制（尤其是与控费紧密相关的按人头付费机制）的形式，它为获取医疗服务——特别是门诊医疗服务——的可及性带来了行政障碍。这些管理障碍主要集中在门诊场所里。患者需要获得授权、转诊和其他许可才能接受专科医生的诊疗、获取药物或进行检查。获取这些批准的责任通常由医疗机构承担；没有这些批准，患者的保险公司将拒绝支付费用。每家保险公司对医疗管理的理解都有所不同，也就代表着患者管理这些流程具有相当大的挑战。

除了审批要求外，按人头定额付费也成为主要的支付方式。对于诊疗网络内的初级保健机构，保险公司每月为每位患者支付固定费用。在诊疗网络内向专科医生的转诊由初级保健医生严格控制，专科医生则通过次级人头付费（subcapitation）或大幅折扣的按服务计费（fee-for-service）方式获得报酬。总的来说，具有复杂行政基础设施和协调各专科服务能力的大型多专科团体医疗实践表现较好。尽管在控制成本方面取得了一些成效，但由于患者和医疗服务提供者认为这些制度限制过于烦琐且有害，管理式医疗在世纪之交时期基本遭到了医生、医院和患者的一致拒绝（Dudley and Luft，2001；Robinson，2001）。

日间门诊医疗服务的现状

20世纪末期，越来越多的人开始对医疗费用负担感到担忧，部分原因是患者需要承担更多的医疗开支（Brook等，1984）。在20世纪90年代，人们对管理式医疗模式的反感促使保险制度在21世纪初回归到按次收费的形式。尽管支付的负担转移到了消费者身上，但美国的医疗费用仍在持续上涨。门诊医疗提供了一个成本较低的诊疗选项，作为应对人们对低成本最佳护理不断增长的需求的一种手段，在美国医疗体系中变得越来越重要。技术创新使得更高级别的护理从传统的院内环境转移到了门诊医疗设施，从而增加了对门诊诊疗场所的需求。此外，保险公司还对越来越多的只能在门诊环境下提供的医疗服务进行了费用调整，只有在门诊环境下提供服务的机构才能得到支付。

医疗服务体系

美国的医疗基础设施正在不断发展以面对当今的挑战。与门诊护理提供场所相关的美国医疗服务体系的主要利益相关者包括医生诊室、医院门诊部、社区卫生中心和公共卫生部门。

医生诊室（*physician offices*）

在美国，医生在多种场所开展医疗实践/执业。医生团体大多数设在基于诊室的日间门诊中，可以是单一专科，也可以是多个专科。医生可能拥有独立的诊室，也可能有配套的其他门诊医疗场所。例如，消化内科诊室可能设有带检查室和内镜室的套间；多学科诊疗则可以提供完整的初级保健、普通门诊和外科专业服务，每个科室都有配套设施，包括办公空间、程序室、输液室、门诊手术中心等。医生团体可以作为独立企业运营。或者，这些机构可以与社区内的其他诊所合并或合作，或在当地市场以外发展类似的关系，形成区域性乃至全国性的"超级医疗集团"。

医生的就业人数正在增加。与20世纪美国主导的独立医生所有的门诊模式相比，在2016年7月，有42%的医生受雇于医院；而在2012年7月，这一比例为1/4（图1.1）。2020年，根据美国医学协会发布的《医生执业基准调查》，有50.2%的执业医师受雇于医疗机构，而44%的执业医师拥有自己的诊所。

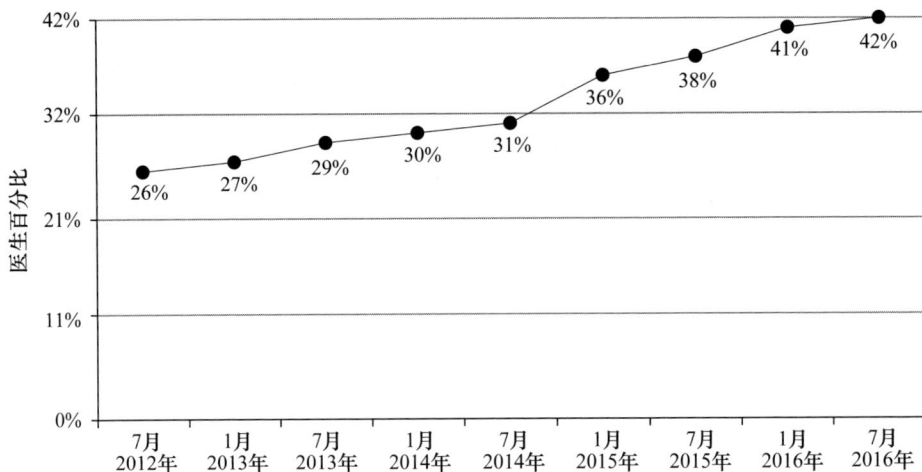

图 1.1　2012—2016 年美国受雇于医院的医生占比

资料来源：Physician Advocacy Institute. (2017). *Latest PAI research efforts*. http://www.physiciansadvocacyinstitute. org/PAI-Research/Physician-Employment-Physician. Practice Acquisition Study: National and Regional Employment Changes.

注：Avalere 利用 Medicare 5% 标准分析文件，对 SK&A 医院 / 医疗系统拥有的医生执业地点数据进行了分析。2016 年 7 月，医生总数减少。因此，受雇医生的数量略有减少，但受雇医生的比例有所上升。

医院门诊部（*hospital outpatient departments*）

医院和卫生系统正在扩大他们的综合门诊部，这些部门有能力获得比诊室型医疗更高的费用结构。医院的门诊部门——通常称为门诊诊所——根据门诊预付费系统（outpatient prospective payment system，OPPS）进行费用报销，该系统每年根据医院市场一揽子指数（market basket index）和多因素生产率进行调整更新。表 1.2 显示了门诊诊所接诊量和社区医院门诊手术利用率的增长。

表 1.2　1995—2018 年社区医院门诊使用情况

年份	门诊总人次	每千人门诊量	门诊手术
1995	413 748 403	1 574.6	13 462 304
1996	439 863 107	1 658.3	14 023 651
1997	450 140 010	1 681.9	14 678 290
1998	474 193 468	1 756.3	15 593 614
1999	495 346 286	1 816.5	15 845 492
2000	521 404 976	1 852.8	16 383 374

续表

年份	门诊总人次	每千人门诊量	门诊手术
2001	538 480 378	1 890.8	16 684 726
2002	556 404 212	1 931.1	17 361 176
2003	563 186 046	1 936.7	17 165 616
2004	571 569 334	1 946.4	17 351 490
2005	590 588 050	2 002.0	17 914 688
2006	605 360 605	2 031.4	17 759 341
2007	609 950 981	2 026.4	17 668 632
2008	632 642 025	2 081.1	17 912 834
2009	648 718 968	2 120.0	17 878 784
2010	659 120 335	2 133.1	17 947 041
2011	663 014 495	2 131.9	17 796 0M
2012	681 543 152	2 177.5	17 819 454
2013	684 227 319	2 165.3	17 978 474
2014	700 231 991	2 202.0	17 974 397
2015	730 789 365	2 283.7	18 255 921
2016	756 797 776	2 343.0	18 987 342
2017	766 076 124	2 357.2	19 075 759
2018	766 390 000	2 336.6	19 168 038

资料来源：Analysis of American Hospital Association Annual Survey data, 2018, for community hospitals. US Census Bureau. (2018, July 1). *National and State Population Estimates*. https://www.census.gov/data/tables/timeseries/demo/popest/2010s-national-detail.html. 图表3.9、3.10 和3.11 的数据：https://www.aha.org/system/files/media/file/2020/10/TrendwatchChartbook-2020-Appendix.pdf.

　　根据美国医疗保险和医疗补助服务中心（CMS，2020）的数据，2018年，全美近3 300家急救医院中有96%提供门诊服务，较2008年的94%有所增加。医疗保险在医院门诊服务上的支出数据显示出增长趋势。从2009年到2019年，涵盖在OPPS下的医院门诊服务的总支出增加了114%，年均增长7.9%。美国精算办公室估计，2019年OPPS的支出达到727亿美元，其中医疗保险计划支出587亿美元，受益人共付款140亿美元（图1.2）。根据医疗支付咨询委员会（MedPAC，2020）的索赔分析，2018年，治疗程序（如内镜检查、手术、皮肤和肌肉骨骼手术）占服务支付的最大份额（47%），其次是评估和管理服务（19%）、单独支付的药物和血液制品（18%）以及影像服务（12%）。

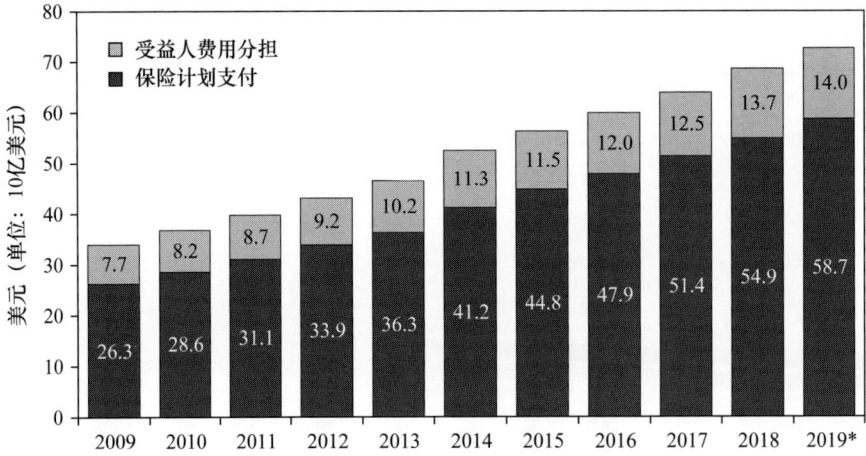

图1.2 Medicare 在医院门诊服务方面的支出

资料来源：Medical Payment Advisory Commission. (2020, July). *Section 7: Ambulatory care. A data book: Health care spending and the medicare program* (p. 89). http://www.medpac.gov/docs/default-source/data-book/july2020_databook_sec7_sec.pdf?sfvrsn＝0.

注：PPS，预付系统（prospective payment system）。支出金额用于Medicare门诊患者由PPS覆盖的服务。不包括单独列支的服务（如救护车服务和耐用医疗设备）或按成本支付的服务（如角膜组织采集、流感疫苗），也不包括临床实验室服务的支付，除非包含在打包支付费用中。

＊估算数字。

社区卫生服务中心（*community health centers*）

自20世纪成立以来，卫生服务中心一直在扩大其服务范围，重点为弱势群体提供医疗服务，缩小健康差距。社区卫生服务中心向医疗服务不足的患者提供高质量、全面和可负担的初级医疗保健，无论他们是否能支付（美国社区卫生中心协会，2021）。根据美国社区卫生服务中心协会的数据，2019年接受社区卫生服务的患者中，91%的人处于或接近贫困状态。与21世纪初以来门诊就诊量总体增长趋势一致，2009—2019年社区卫生服务中心的患者数量和就诊次数亦有所增加（图1.3）。

公共卫生部门（*public health departments*）

公共卫生部门参与门诊实践，以满足地方、州、地区和国家各级社区的需求（见资料1.1）。公共卫生部门在预防工作以及应急响应方面发挥着重要作用。

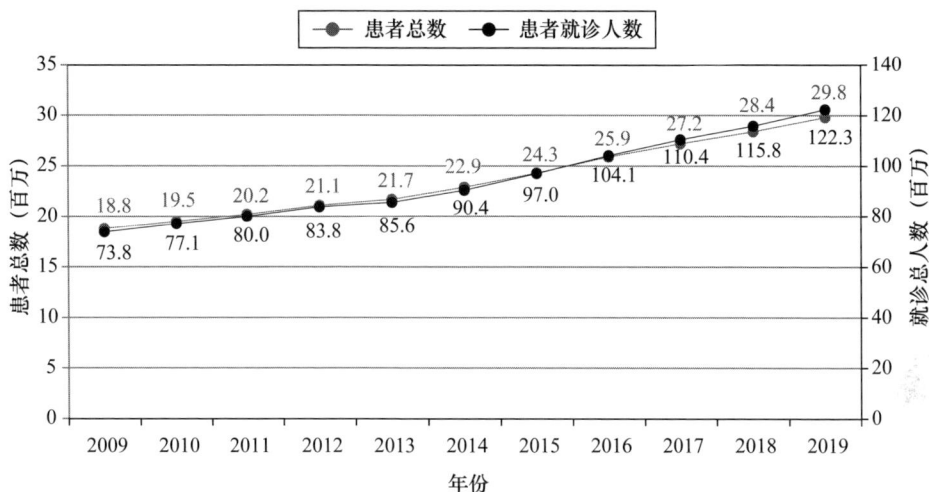

图1.3 2009—2019年社区卫生中心患者数和就诊人次

资料来源：National Association of Community Health Centers. (2021). *Community health center chartbook* (p. 27). https://www.nachc.org/wp-content/uploads/2021/04/Chartbook-Final-2021.pdf.

例如，随着2020年年初新冠疫情被宣布为公共卫生紧急事件，全国卫生部门引人瞩目，监控新冠病例、检测疫情暴发、执行接触者追踪工作，并提供必要的检测和疫苗接种服务。在此过程中，公共卫生部门需要与医院和检验机构密切沟通，评估病例数并监测当地医院的容量，同时结合设施协议实施安全措施，以确保医护人员的安全。在保护和改善所有社区健康的努力中，公共卫生部门在包括门诊在内的所有医疗场景中发挥着至关重要的作用。

资料1.1 十项基本公共卫生服务

（1）评估和监测人群健康状况、影响健康的因素，以及社区需求和资源；

（2）调查、识别和解决影响人群健康的健康问题和危害；

（3）有效沟通，向民众提供影响健康的因素以及如何改善健康的信息和教育；

（4）加强、支持和动员社区与合作伙伴改善健康状况；

（5）制定、倡导和实施影响健康的政策、计划和法律；

（6）执行改善和保护公众健康的法律和监管行动；

（7）确保建立有效卫生系统，使人们能够公平地获得健康所需的服务和护理；

（8）建立和支持一支多样化、技能丰富的公共卫生人员队伍；

（9）通过持续评估、研究和持续质量改进来完善和创新公共卫生职能；

（10）建立和维护强大的公共卫生组织基础设施。

来源：美国疾病预防与控制中心（2020）。

行业趋势

当前的医疗环境受到患者的影响，他们要求以更低的成本获得更好的服务和医疗资源可及性。作为美国医疗体系的主要买家，政府官员和保险公司与消费者共同推动了对更高价值医疗的需求。门诊医疗服务努力应对消费者和购买者带来的挑战：患者积极参与自身的医疗保健；利益相关者关注预防；基于价值（value-based）的支付模式作为按服务收费（fee-for-service）的替代方案正在兴起；技术对行业产生影响；新的组织结构被广泛接受；全民保险覆盖仍然是一个挑战。

患者参与（*patient engagement*）

自21世纪初以来，患者在医疗保险中的财务责任迅速增加；2010—2020年，员工的医疗支出总体增长超过了收入（图1.4）。共付、共同保险和免赔额取决于患者的健康保险计划；然而，这种框架通常将门诊护理和住院护理区别对待。因此，患者可能需要为在门诊接受的护理支付单独的免赔额，有时在整体免赔方案中还会进一步细分各个组成部分。

医疗费用的经济方面并不是唯一受到患者参与影响的组成部分。人们认识到，患者应成为其护理中的重要组成部分，并被视为护理团队的一员。以患者为中心的护理模式，例如"居家医疗"（medical home），最初由管理复杂需求儿童的儿科医生在20世纪60年代提出（Sia et al.，2004），现已扩展到许多门诊场所，特别是提供初级卫生保健的场所。根据美国医疗研究和质量局（Agency for Healthcare Research and Quality，AHRQ）的定义，"居家医疗不仅是一个地点，而是一种组织基层医疗的模式，提供初级卫生保健的核心功能"（图1.5）。

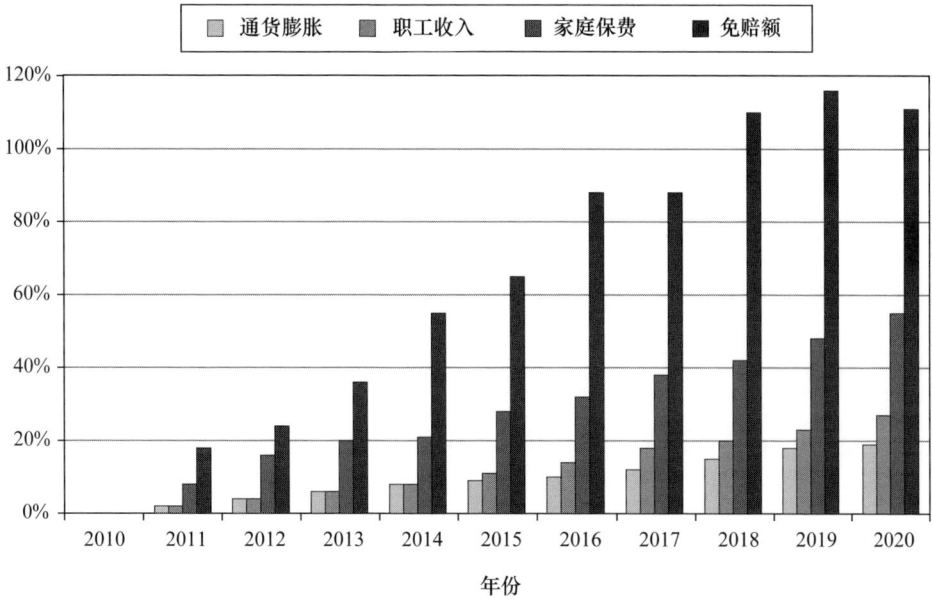

图1.4 同期通货膨胀、职工收入、家庭保费、免赔额平均涨幅（以2010年为参照）

资料来源：KFF. (2020, October). *Average family premiums rose 4% to $21,342 in 2020, benchmark KFF employer health benefit survey finds.* https://www.kff.org/health-costs/press-release/average-family-premiums-rose-4-to-21342-in-2020-benchmark-kff-employer-health-benefit-survey-finds/.

注：平均年度自付额为单人保险的自付额，适用于所有受保职工。在保险计划网络内就诊的职工无免赔起付线，因此自付额为零。

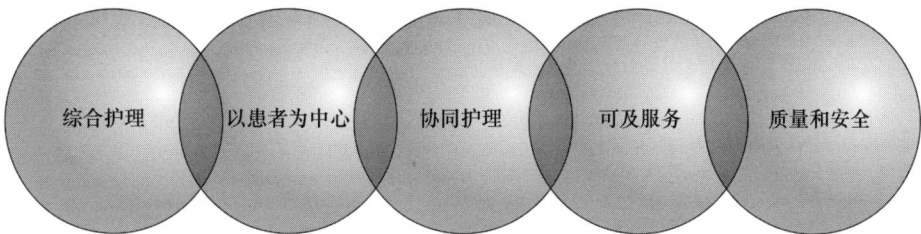

图1.5 以患者为中心的居家医疗（PCMH）的功能和属性

资料来源：Agency for Healthcare Research and Quality. (n.d.). *Defining the PCMH*. U.S. Department of Health and Human Services. https://pcmh.ahrq.gov/page/defining-pcmh.

随着患者参与医疗护理，他们对便利性的需求也在增加，其中就包括及时获取医疗服务。这一目标与IOM确保护理质量的目标一致（IOM美国医疗质量委员会，2001；见表1.3，美国政府对美国人获得医疗服务的监测情况）。

表1.3 2016—2019年预约就诊情况

调查问题	MEDICARE（65岁及以上）				私人保险（50～64岁）			
	2016	2017	2018	2019	2016	2017	2018	2019
非必要延迟就医：在有就诊需求的人群中，"您有多少次需要等待比您希望的时间更久才能预约到医生？"								
常规护理								
从不	68%[b]	73%[a]	70%[ab]	72%	67%[b]	69%[ab]	64%[ab]	74%
有时	22	20[a]	20[a]	20	23[b]	22[ab]	26[ab]	19
通常	4[b]	3	5[b]	3	5	4	5	4
总是	3	3	3[a]	3	4[b]	3	4[ab]	3
疾病或受伤治疗								
从未	79[a]	80[a]	79[a]	80	75[ab]	76[ab]	74[ab]	81
有时	16[a]	15[a]	15[a]	14	19[ab]	18[ab]	19[ab]	15
通常	2[a]	2	2	2	3[ab]	2	3[b]	2
始终	2[a]	1[a]	2	2	3[ab]	2a	2	1

资料来源：Medical Payment Advisory Commission. (2020, July). *Section 7: Ambulatory care. A data book: Health care spending and the Medicare program* (p. 84). http://www.medpac.gov/docs/default-source/data-book/july2020_databook_sec7_sec.pdf?sfvrsn＝0.

注：由于四舍五入和缺失的回答（"不知道"或"拒绝"），数字总和可能不等于100%。在所有年份中，每个群体（Medicare和私人保险）的总体样本量约为4 000个。个别问题的样本量有所不同。

[a]特定年份中，Medicare和私人保险样本之间的统计有显著差异（95%置信度）。

[b]在同一保险类别中，与2019年相比，统计上有显著差异（95%置信度）。

除了努力减少预约等待时间外，门诊实践还在多种服务中应对这一需求：全渠道沟通平台；在线自助预约、挂号、访问就诊记录；延长营业时间；远程监控和虚拟护理；以及其他创新策略。

预防医疗（*preventive care*）

为了控制医疗支出，行业面临更大压力，不仅需要在成本较低的环境中及时管理患者，还需要关注预防。保持患者健康已成为人群健康的核心组成部分，这一趋势在21世纪初开始获得关注。美国国家医学科学院（NAM，2021）主张通过改善举措来识别和增强对人口健康的贡献因素，将重点扩展到传统的医疗服务体系之外。这种全面的健康观促使门诊医疗服务在识别和解决患者健康的社会决定因素（social determinants of health，SDOH）中发挥了重要作用。根据美国CDC的定义，健康的社会决定因素是"影响人们健康和生活质量风险及结果的生活、学习、工作和娱乐场所的条件"。SDOH 的五个关键领域见图 1.6。

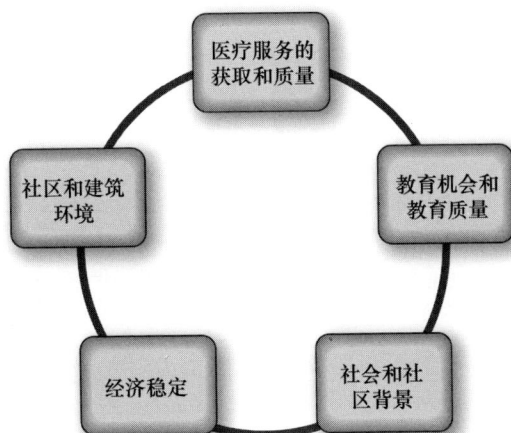

图 1.6　健康的社会决定因素的五个关键领域

资料来源：Centers for Disease Control and Prevention. (2020, August 19). *Social determinants of health: Know what affects health*. U.S. Department of Health and Human Services. https://www.cdc.gov/socialdeterminants/about.html.

价值医疗（*value-based care*）

对患者的关注日益增强，进一步挑战了对健康结局的传统看法——收入和成本可以量化，但如何衡量价值呢？价值是否建立在个别患者接受医疗服务的结果、没有重大疾病发生的临床质量、成本与效果的平衡、患者服务或其他变量上？价值医疗在21世纪的前二三十年成为医疗行业的主要议题，许多管理专家就价值医疗的定义发表了意见（Porter and Teisberg，2006）。

价值医疗的核心是提高医疗服务质量，越来越多地强调患者的治疗效果（结果）而非结构和过程。在门诊场景中定义、衡量并最终改善患者结局仍然是一个挑战。在门诊部门呈现出的各种组织形式中，门诊服务的快速发展和临床活动的持续扩展使得跨部门的整合和协调变得非常困难。随着这些挑战而来的是政府（Medicare 和 Medicaid）和私人保险公司引入的多种基于价值的照护模式（图1.7展示了联邦层面的价值医疗项目的发展演变）。尽管构成各异，其核心是奖励医疗专业人员和机构均衡地提供高质量、成本高效的护理。作

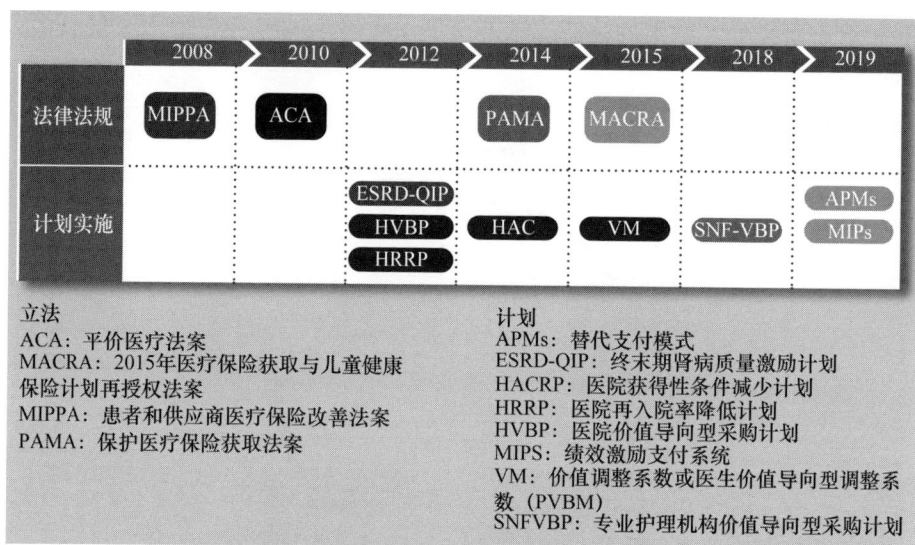

图1.7 联邦层面基于价值医疗项目的演变

资料来源：Centers for Medicare and Medicaid Services. (2020, January 6). *CMS' value-based programs*. https://www.cms.gov/Medicare/Quality-Initiatives-Patient-Assessment-Instruments/Value-Based-Programs/ Value-Based-Programs.

为美国医疗服务系统的重要组成部分，门诊在这些新模式中处于中心位置。

技术的影响（*impact of technology*）

近几十年来，技术一直在门诊医疗服务的进步中发挥作用，其中，电子健康记录（EHR）系统的引入给人员管理和诊疗流程带来了不可估量的根本性变革。21世纪初期，政府通过EHR激励计划大力推动EHR系统的应用。该计划源自2009年《美国复苏与再投资法案》（ARRA）中的《经济和临床健康信息技术法案》。作为关键支持角色的病历技术员被数据管理专家取代；以前存放纸质病历的房间被改为检查室或行政空间。伴随这些人事和设施的变化，门诊医疗服务得以通过实时的数据访问改变临床流程。从电话留言和转诊到如何提供照护，都被EHR系统所改变。如今，大多数门诊医疗服务都依赖EHR系统；图1.8提供了私人医生诊所的医生对EHR系统使用情况的数据。

除了EHR系统外，整合了门诊服务关键功能如登记、预约和计费的业务管理系统也已普及。同样，支持预防保健和健康的技术工具不断涌现——例

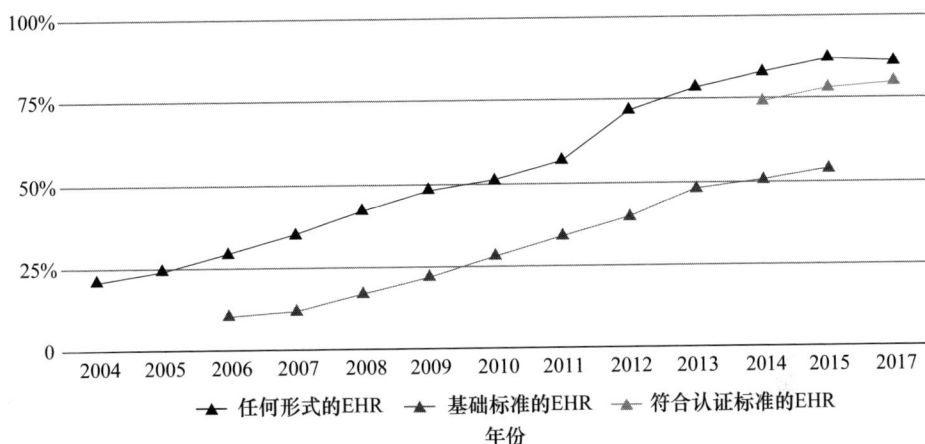

图1.8 私人医生诊所采用电子健康记录的情况

资料来源：Office of the National Coordinator for Health Information Technology. (2019, January). *Office-based physician electronic health record adoption*. Health IT Quick-Stat #50. https://www.healthit.gov/data/quickstats/ office-based-physician-electronic-health-record-adoption.

如可穿戴设备、家庭监测工具、家庭诊断设备、嵌入式监控器等创新，帮助患者实现其健康目标。技术为门诊医疗服务带来了更多机会；技术和科学的重大进步对门诊环境产生了重大影响（Goldfield，2017）。

门诊医疗服务正积极采取创新措施，以应对患者对便利性、可及性和可负担性日益增长的需求。通过技术来无缝实现自动化的自助预约、挂号和病历访问等服务，门诊医疗服务正在努力简化门诊流程。此外，也有医院使用自然语言处理技术实现自动化通信和排班工作。

组织结构（*organizational structures*）

在提升医疗服务的努力中，门诊的参与不可或缺，被认为是医疗服务系统成功的关键。尽管规则和法规不断变化，但门诊医疗服务大致可以归属于以下一种或多种组织结构的组成部分：

医院医师组织。随着门诊实践的重要性增加，医院和医生之间的关系得以建立。这些联系通常实体化为医生-医院组织（physician-hospital organizations，PHOs）；独立执业协会（independent practice associations，IPAs）是类似的模式，但没有院方参与。"虽然PHOs与IPAs在功能上存在显著差异，但它们大多都代表成员与保险公司进行合同谈判。"这些组织在教育培训、行政职能和团购折扣等领域为参与者提供价值。在这种初始的关系模式建立后，许多PHOs和IPAs已演变成更复杂的模型。

责任护理组织。根据美国医疗保险与医疗补助服务中心（CMS）的定义，责任医疗组织（accountable care organizations，ACOs）是"由医生、医院及其他医疗服务提供者组成的联盟，这些成员自愿联合起来，为其服务的医保患者提供协调一致、高质量的医疗服务。"CMS 指出，在恰当的时间提供恰当的医疗服务有助于减少重复服务、提升预防效果。若能取得良好的治疗结果，政府将实现医疗成本节约，而 ACO 则为医疗机构提供了通过"共享节约"（shared savings）机制获益的路径。ACOs通常基于社区，服务于一个地理区域的患者群体，可能仅对医疗保险患者进行管理；然而，它们通常是各种支付模式的组织工具，适用于所有提供这些模式的保险公司。2011—2018年，ACOs的数量从58个增加到超过1 000个，覆盖了超过10%的美国人口（Muhlestein et al.，2018）。

整合式医疗网络。司法部将整合式医疗定义为"旨在评估和修改医疗网络成员的临床执业模式的持续性项目，以在成员中创建高度的相互依赖性和合作"（司法部和联邦贸易委员会，1996）。这些网络通常针对一个地理区域，可以通过医院或卫生系统的资产来组建形成；也可能以附属单位的形式存在。不管结构如何，整合式医疗网络（clinically integrated networks，CIN）利用其集体、整合的资源提供高质量、有组织的护理。CIN可能与保险公司或直接与雇主签订合同，并有机会基于患者服务的质量或成本节约协商得到有利的费率。

门诊医疗服务参与上述不断演变的组织结构中，作为一个集体团体提供服务。

医疗保障的获取

尽管大多数美国人都有保险，但仍有相当一部分人没有。大量研究表明，健康保险覆盖与健康结局之间存在正相关关系（IOM保险缺失后果委员会，2002），医疗保障的覆盖至关重要。自《平价医疗法案》（*Affordable Care Act*，ACA）通过以来，美国无保险人数从2008年的17.1%下降到十年后的10.4%（图1.9）。

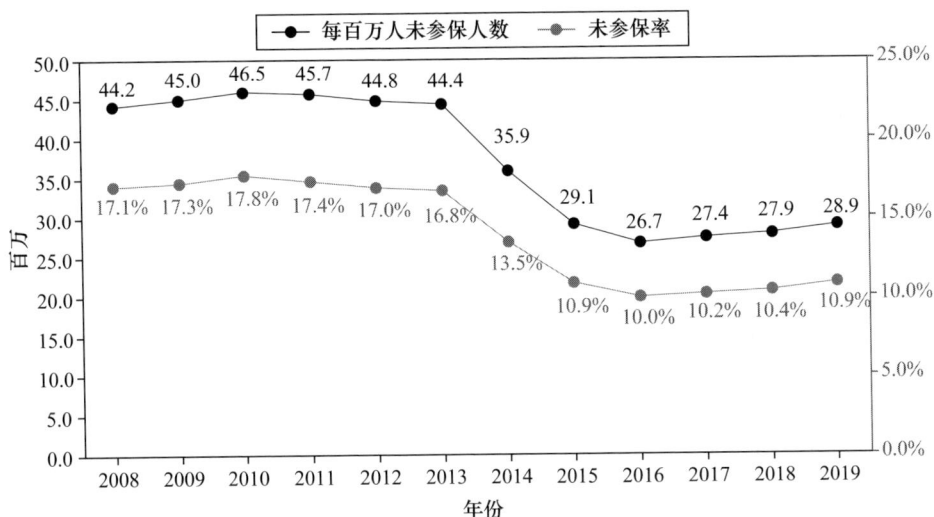

图 1.9　2008—2019 年非老年人群中的未参保人数和未参保率

资料来源：Data from KFF analysis of 2008-2019 American Community Survey, 1-Year Estimates. Adapted from Tolbert, J., Orgera, K., & Damico, A. (2020, November). Key facts about the uninsured population. *Kaiser Family Foundation*. https://www.kff.org/uninsured/issue-brief/key-facts-about-the-uninsured-population/.

注：包括 0～64 岁的非老年人。

　　尽管 ACA 促进了某些人获取保险，但仍有部分人士表示他们因为经济原因而无法购买保险。根据凯撒家庭基金会的数据，2019 年，73.7% 的无保险成年人表示他们没有购买保险是因为保险费用太高。家庭的经济资源可能决定了保险覆盖的获取；图 1.10 显示了基于收入与贫困比例以及其他特征的保险状况。

　　联邦基金会的研究人员（Collins and Aboulafia，2021）发现，缺乏保险的其他原因包括符合资格却未参保医疗补助（Medicaid）或儿童健康保险计划（CHIP），生活在贫困线以下却居住在未扩展医疗补助的州，为无证移民身份，以及对低价或免费保险的缺乏认知和参保障碍等。在美国，尚未参保的人群仍然是各地社区需要重点服务的重要患者群体。门诊医疗服务已经并将继续在实现这一目标中发挥基本作用。

未来展望

　　美国的医疗服务体系几乎在整个国家的历史中一直处于近乎不断变化的

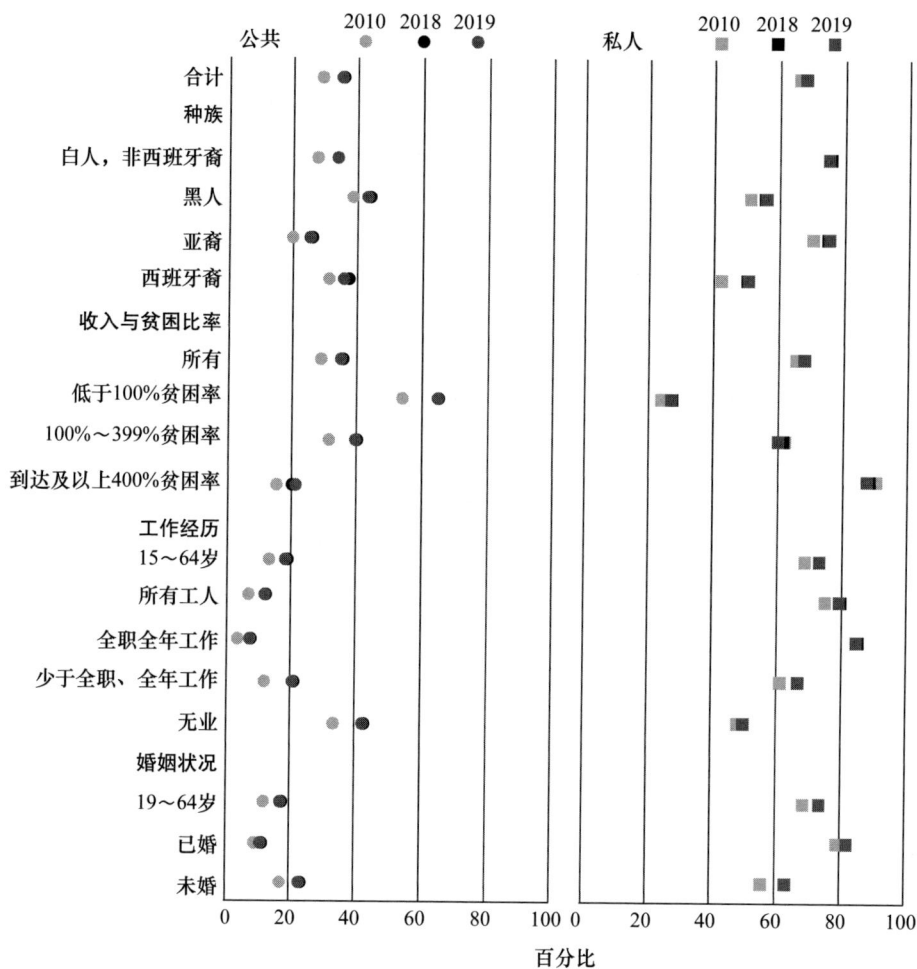

图1.10 基于收入与贫困比例以及其他特征的保险覆盖率：2010年、2018年、2019年

资料来源：Keisler-Starkey, K., & Bunch, L. N. (2020).

Health insurance coverage in the United States: 2019 (p. 10).

U.S. Government Publishing Office. https://www.census.gov/content/dam/Census/library/publications/2020/demo/p60-271.pdf.

注：按保险类型列出的估计值并不相互排斥；在一年中，患者可能加入多种的医疗保险计划。有关美国社区调查中的隐私保护、抽样误差、非抽样误差和定义的信息，请参阅 https://www2.census.gov/programs-surveys/acs/tech_docs/accuracy/ACS_Accuracy_of_Data_2019.pdf.

[1]贫困情况统计范围不包括寄养儿童等年龄小于15岁的无关人员。

状态，而且这种状况似乎没有结束的迹象。美国的医疗费用预计将继续上升，但与其他国家相比，民众的健康结局却更差。美国慢性病的发病率高，婴儿死亡率和可避免死亡率也很高（经济合作与发展组织，2020）。门诊医疗服务将在应对美国医疗服务体系的成本上升和改善不良健康结局方面发挥重要作用。

成本上升

美国的医疗成本持续飙升，对未来的预测显示其增长没有放缓的迹象（图1.11）。根据CMS（2020）的数据，美国在2019年的医疗支出为3.8万亿美元，比前一年增长了4.6%。联邦机构计算的人均医疗支出为11 582美元

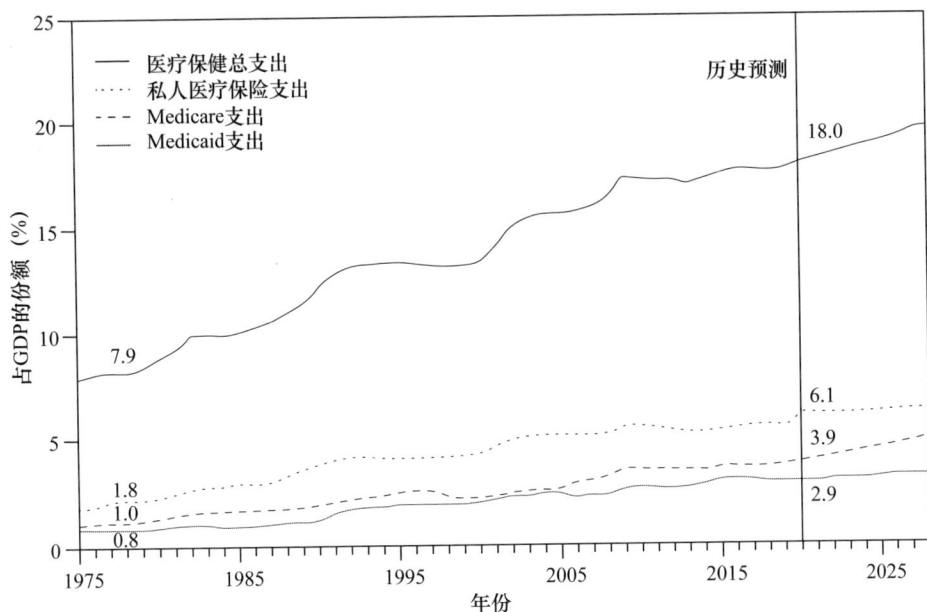

图1.11　美国医疗支出占国内生产总值（GDP）的比例

资料来源：MedPAC对CMS国家医疗支出账户的分析，历史数据发布于2020年12月，预测发布于2020年3月，并收录于2021年3月提交给国会的医疗保险支付政策报告中（Report to The Congress: Medicare Payment Policy）。

　　注：GDP（国内生产总值）。预计的第一年是2020年。图表中标注的百分比适用于1975年和2020年。从2014年开始，私人健康保险支出包括《平价医疗法案》设立的医疗保险市场中的保费和费用分摊的联邦补贴。医疗支出还包括以下支出（未显示）：自付支出、其他健康保险计划（儿童健康保险计划、联邦事务部、国防部）以及其他第三方付款人和项目以及公共卫生活动（包括印第安人健康服务、药物滥用和精神健康服务管理局、母婴健康、学校健康；工人赔偿、工作场所医疗保健、职业康复以及其他联邦、州和地方项目）。

这些预测未反映冠状病毒大流行的潜在影响。

（CMS，2020）。根据MedPAC的分析，2019年医疗支出占美国GDP的17.7%（CMS，2020），这一比例在2020年上升到了18.0%。国家医疗支出包括每年的医疗商品和服务支出、公共卫生活动、政府管理、保险净成本和与医疗相关的投资。

如图1.12所示，门诊费用并非国家医疗支出的一个明确可测量的组成部分。实际上，门诊涵盖了所有领域，包括医生、临床服务以及医院（门诊部）服务。

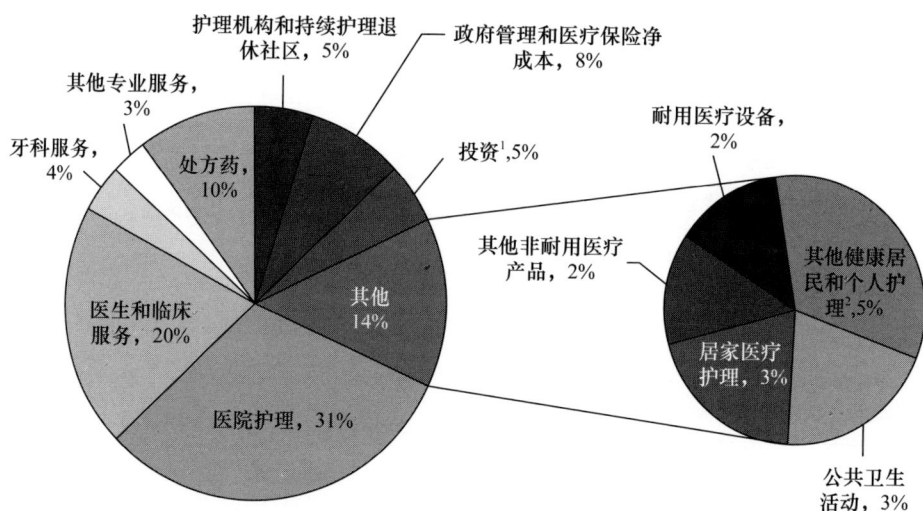

图1.12 2019年美国医疗卫生支出

资料来源：Centers for Medicare and Medicaid Services, Office of the Actuary, National Health Statistics Group. (2020). *Nation's health dollar: Where it came from and where it went* (p. 2). https://www.cms.gov/Research-Statistics-Data-and-Systems/Statistics-Trends-and-Reports/NationalHealthExpendData/NationalHealth AccountsHistorical.

注：由于四舍五入，各部分之和可能不等于100%。

[1] 包括工作场所医疗护理、其他私人收入、原住民医疗服务、工人赔偿、一般援助、妇幼保健、职业康复、药物滥用和心理健康服务管理、学校卫生以及其他联邦和州地方计划。

[2] 包括共付额、自付额和医疗保险不承保的金额。

就业

门诊医疗服务需求的增长反映在就业数据中。门诊部门的就业前景非常乐观：美国劳工统计局报告（USBLS，2020）称，2019年有770万美国人受雇于门诊医疗服务，2019—2029年的年复合变化率预计为1.7%。相比之下，综合医院的平均增长仅为0.5%，而全行业的平均数据仅为0.4%（BLS，

2020）。表1.4展示了门诊医疗服务部门的就业和产出数据。

表1.4 门诊医疗服务部门的就业和产出

就业							产出				
工作岗位（千人）			变化		年复合变化率		按2012年标化计算的十亿美元			年复合变化率	
2009年	2019年	2029年	2009—2019年	2019—2029年	2009—2019年	2019—2029年	2009年	2019年	2029年	2009—2019年	2019—2029年
5 793.3	7 697.3	9 124.1	1 904.0	1 426.8	2.9	1.7	811.4	1 086.6	1 457.6	3.0	3.0

资料来源：United States Bureau of Labor Statistics. (2020, September 1). *Table 2.7: Employment and output by industry*. https://www.bls.gov/emp/tables/industry-employment-and-output.htm.

提供医疗服务的人员正从医生转变为更加多样化的专业组合。如表1.5所示，随着时间的推移，高级医务人员，如医师助理或高级执业注册护士（包括护士执业者、注册护士专家、注册助产士和注册麻醉护士）提供医疗服务的比例逐渐上升。"依附式计费"（incident-to）模式（图1.13）的存在，拓展了高级医疗服务人员的职能边界。按照规定，高级医务人员在同一机构代理医生执行治疗，可以以全额医生费率报销，而当高级医疗服务提供者独立开单时，报销比例仅为85%。MedPAC向国会提交的报告中，建议取消Medicare的这种操作方式。据估计，2016年医生开具的所有健康评估和管理诊疗服务中，约5%可能是高级执业注册护士或医生助理提供的（O'Donnell and Bloniarz，2018）。

表1.5 Medicare受益人的就诊次数和临床医生类别

专科类别	参保人人均就诊次数		参保人就诊次数变化率	
	2013	2018	年均（%）	总计（%）
初级保健医生	4.1	3.6	−2.9	−13.7
专科医生	12.5	12.8	0.4	2.0
高级执业注册护士/医生助理	1.3	2.2	11.5	72.1
其他从业人员	2.8	3.3	2.8	15.1
总计（所有临床医生）	20.8	21.9	1.0	5.0

资料来源：Medical Payment Advisory Commission. (2020, July). *Section 7: Ambulatory care. A data book: Health care spending and the medicare program* (p. 83). http://www.medpac.gov/docs/default-source/data-book/july2020_databook_sec7_sec.pdf?sfvrsn＝0.

注：数据取自MedPAC对参保人标准分析文件的分析以及医疗保险信托基金董事会2019年度报告。

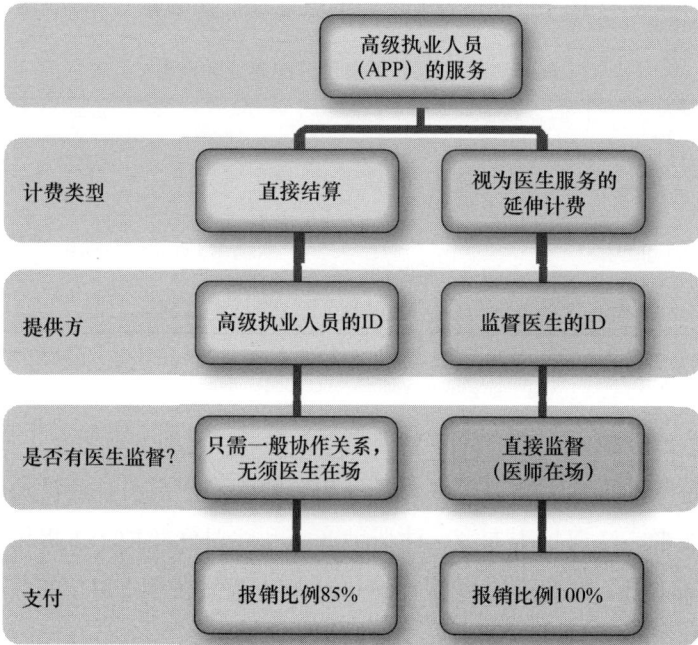

图1.13 "依附式计费"模式

资料来源: O'Donnell, B., & Bloniarz, K. (2018). *Medicare payment policies for advanced practice registered nurses and physician assistants*. http://www.medpac.gov/docs/default-source/default-document-library/aprn-pa-slide-deck-final-public.pdf?sfvrsn＝0.

增长

估计表明，门诊医疗服务将继续增长。如图1.14所示，住院量预计持平，而门诊量的增长（医院门诊部16%，门诊手术中心25%，诊室17%）则会持续。门诊量的增长、医疗可服务市场的规模以及消费者期望的变化吸引了许多私营企业进入医疗行业，包括现有公司和新进入者。现有企业，特别是零售行业的公司，已经投资于直接提供医疗服务或支持这一增长领域的机会。初创公司已经创造出新的方法来解决当前医疗系统的挑战；这些新兴公司正在与现有组织合作，更好地提供门诊服务。这些创新方法是推动门诊服务从传统的诊室转移到计算机、移动设备，甚至直接进入患者家中的关键因素。

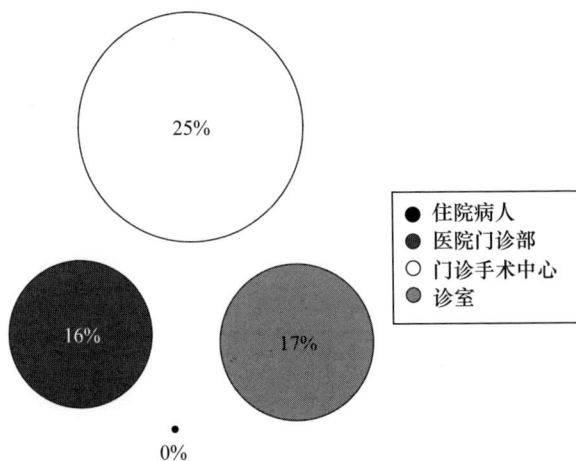

图 1.14　2018—2028 年各医疗场所的诊疗增长率预测

资料来源：Data from HealthLeaders Fact File (2021, March/April).

结论

　　基于门诊医疗服务的历史进展和未来趋势，我们可以预见该领域在未来多年将面临令人兴奋的挑战。各方利益相关者力求确保以最合适的方式和最低的成本为患者提供医疗服务，门诊服务将继续是未来医疗服务体系不可或缺的组成部分，满足患者的需求和不断变化的期望。对于寻求快速变化环境的管理者和领导者来说，门诊将是十分具有吸引力、充满挑战和令人兴奋的工作场景。

讨论问题

　　1. 美国的医疗成本急剧上升。门诊医疗服务如何促成了这一增长？又如何成为解决方案的一部分？

　　2. 考虑美国门诊医疗服务的历史，保险的引入是如何改变行业格局的？患者经济负担的增加将如何改变未来的门诊服务？

　　3. 你认为美国社区卫生服务中心的作用是什么？

　　4. 哪个行业趋势将对门诊服务产生最大影响？为什么？

5. 美国门诊部门的增长显著；如果你是一名企业家，你会考虑为门诊部门提供哪种产品或服务？解释你的选择。

参考文献

Ambulatory Surgery Center Association. (n.d.). *History*. https://www.ascassociation.org/aboutus/whatisanasc/history#.

American Medical Association. (2021). *Physician practice 2020 benchmark survey*.

American Medical Group Association. (n.d.). *AMGA history*. https://www.amga.org/about-amga/amga-difference/amga-history/.

Berkowitz, E. (2005). Medicare and Medicaid: The past as prologue. *Health Care Financing Review, 27*(2): 11-23.

Berliner, H. S. (1975). A larger perspective on the Flexner report. *International Journal of Health Services, 5*(4): 573-592. https://doi.org/10.2190/F31Q-592N-056K-VETL.

Brook, R. H., Ware, J. E., Rogers, W. H., Keeler, E. B., Davies, A. R., Sherbourne, C. D., & Newhouse, J. P. (1984). *The effect of coinsurance on the health of adults. Results from the RAND health insurance experiment* (R-3055-HHS). RAND Corporation.

Carroll, M. S. (1978). Private health insurance plans in 1976: An evaluation. *Social Security Bulletin, 41*(9): 3-16.

Centers for Disease Control and Prevention. (1999). Achievements in public health, 1900-1999: Changes in the public health system. *Morbidity and Mortality Weekly Report, 48*(50): 1141-1147.

Centers for Disease Control and Prevention. (n.d.). *Outpatient and ambulatory care settings*. https://www.cdc.gov/vhf/ebola/clinicians/outpatient-settings/index.html.

Centers for Medicare and Medicaid Services. (2020). *NHE summary, including share of GDP, CY 1960-2019*. U.S. Department of Health and Human Services. https://www.cms.gov/Research-Statistics-Data-and-Systems/Statistics-Trends-and-Reports/NationalHealthExpendData/NationalHealthAccountsHistorical.

Cohen, R. A., Makuc, D. M., Bernstein, A. B., Bilheimer, L. T., & Powell-Griner, E. (2009). *Health insurance coverage trends, 1959-2007: Estimates from the National Health Interview Survey* (National Health Statistics Reports No. 17). National Center for Health Statistics.

Collins, S. R., & Aboulafia, G. N. (2021, March 22). Will the American rescue plan reduce the number of uninsured Americans? *To the Point*. Commonwealth Fund. https://doi.org/10.26099/phf6-tn16.

Crowley, L. G., & Riordan, C. J. (1988, March/April). Introduction (to conference on medical education in the ambulatory setting). *Journal of General Internal Medicine, 3*(Suppl.), S2-S4.

Davis, M. M. (1927). *Clinics, hospitals and health centers*. Harper & Brothers.

Davis, M. M., & Warner, A. R. (1918). *Dispensaries: Their management and development.* Macmillan.

Deitrick, J. (1966). Most OPD's designed for convenience of administration. *Hospital Topics, 44*(1): 65. Department of Justice and Federal Trade Commission. (1996, August). *Statements of antitrust enforcement policy in health care*. https://www.justice.gov/atr/page/file/1197731/ download.

Dudley, R. A., & Luft, H. (2001). Managed care in transition. *New England Journal of Medicine, 344*: 1087-1092. https://doi.org/10.1056/NEJM200104053441410.

Ehlke, D. C. (2018). From dispensaries to community health centers: Health delivery change across the twentieth century. *Journal of Community Health, 43*: 625-627. https://doi. org/10.1007/s10900-018-0471-7.

Frakes, J. T. (2002, April). Outpatient endoscopy. The case for the ambulatory surgery center. *Gastrointestinal Endoscopy Clinics of North America, 12*(2): 215-227. https://doi.org/10.1016/ s1052-5157(01)00004-6.

Freeland, M. S., & Schendler, C. E. (1983). National health expenditure growth in the 1980's: An aging population, new technologies, and increasing competition. *Health Care Financing Review, 4*(3): 1-58.

Fye, B. (2016, June 14). The origins and evolution of the mayo clinic. Q&A with Author/Lecturer Bruce Fye, MD. *Circulating Now*. U.S. National Library of Medicine. https://circulatingnow. nlm .nih.gov/2016/06/14/the-origins-and-evolution-of-the-mayo-clinic/.

Goldfield, N. (2017, July/September). Dramatic changes in health care professions in the past 40 years. *Journal of Ambulatory Care Management, 40*(3): 169-175. https://doi.org/10.1097/ JAC.0000000000000201.

Heisler, E. (2018, April 26). *The national health service corps*. Congressional Research Service 7-5700. https://fas.org/sgp/crs/misc/R44970.pdf.

Hsiao, W. C., Dunn, D. L., & Verrilli, D. K. (1993). Assessing the implementation of physician payment reform. *New England Journal of Medicine, 328*(13): 928-933. https://doi.org/10.1056/ NEJM199304013281306.

Institute of Medicine Committee for the Study for the Future of Public Health. (1988). *The future of public health*. National Academies Press.

Institute of Medicine Committee on Quality of Health Care in America. (2001). *Crossing the quality chasm: A new health system for the 21st century*. National Academies Press.

Institute of Medicine Committee on the Consequences of Uninsurance. (2002). *Care without coverage: Too little, too late*. National Academies Press. https://www.ncbi.nlm.nih.gov/books/ NBK220636/.

Keane, C., Marx, J., & Ricci, E. (2001). Privatization and the scope of public health: A national survey of local health department directors. *American Journal of Public Health, 91*(4): 611-617. https://doi.org/10.2105/AJPH.91.4.611.

Mayes, R. (2007). The origins, development, and passage of Medicare's revolutionary prospective payment system. *Journal of the History of Medicine and Allied Sciences, 62*(1): 21-55. https://doi .org/10.1093/jhmas/jrj038.

Medical Group Management Association. (2021). *Body of knowledge.* https://www.mgma.com/certification/body-of-knowledge.

Medical Payment Advisory Commission. (2020, July). *Section 7: Ambulatory care. A data book: Health care spending and the Medicare program.*

Mueller, M. S. (1972). Private health insurance in 1970: Population coverage, enrollment, and financial experience. *Social Security Bulletin, 35*(2): 3-19.

Muhlestein, D., Saunders, R. S., Richards, R., & McClellan, M. B. (2018). Recent progress in the value journey: Growth of ACOs and value-based payment models in 2018. *Health Affairs Blog,* August 14.

Murnaghan, J. H. (1973). Introduction. Supplement: Ambulatory medical care data: Report of the conference on ambulatory medical care records. *Medical Care, 11*(2): 1-5.

National Academies of Medicine. (2021). *Roundtable on population health improvement.* https://www.nationalacademies.org/our-work/roundtable-on-population-health-improvement.

National Association of Community Health Centers. (2021, January). *Community health center chartbook.*

Oberlander, J. (2003). *The political life of medicare.* University of Chicago Press.

O'Donnell, B., & Bloniarz, K. (2018, October 4). Medicare payment policies for advanced practice registered nurses (APRNs) and physician assistants (PAs). *MedPAC.* http://www.medpac.gov/docs/default-source/default-document-library/aprn-pa-slide-deck-final-public.pdf?sfvrsn＝0.

Organisation for Economic Co-operation and Development. (2020). *OECD health statistics 2020.* https://www.oecd.org/health/health-data.htm.

Porter, M. E., & Teisberg, E. O. (2006). *Redefining health care: Creating value-based competition on results.* Harvard Business School Press.

Reed, L. (1965). Private health insurance in the United States: An overview. *Bulletin: Social Security, 28*(12): 3-21, 46.

Reed, L., & Hanft, R. (1966, January). National health expenditures, 1950-64. *Bulletin: Social Security, 29*(1): 3-19.

Regenstreif, D. (1977). Innovation in hospital based ambulatory care: Some sources, patterns, and implications of change. *Human Organization, 36*(1): 43-49. https://doi.org/10.17730/humo.36.1.1405786g6g506451.

Robinson, J. C. (2001). The end of managed care. *JAMA, 285*(20): 2622-2628. https://doi.

org/10.1001/jama.285.20.2622.

Roemer, M. (1971). Organized ambulatory health service in international perspective. *International Journal of Health Services, 1*(1): 18-27.

Roemer, M. (1981). Social pressures, not legislation, prompt ambulatory services' growth. *Hospital Progress, 62*(10): 34-39.

Roos, N. P., & Freeman, J. L. (1989). Potential for inpatient-outpatient substitution with diagnosis-related groups. *Health Care Financing Review, 10*(4): 31-38.

Rosenkrantz, B. G. (1972). *Public health and the state: Changing views in Massachusetts, 1842-1936.* Harvard University Press.

Sand, R. (1952). *The advance to social medicine.* Staples Press.

Sia, C., Tonniges, T. F., Osterhus, E., & Taba, S. (2004, May). History of the medical home concept. *Pediatrics, 113*(5, Suppl.): 1473-1478. https://doi.org/10.1542/peds.113.5.S1.1473 Social Security Administration. (n.d.). *History of SSA during the Johnson administration 1963-1968.* https://www.ssa.gov/history/ssa/lbjmedicare1.html.

Stoeckle, J. D., Stoeckle, A. L., Grossman, J. H., & Goroll, A. H. (1979). A case history of training outside the hospital and its future. *The American Journal of Medicine, 66*(6): 1008-1014. https://doi.org/10.1016/0002-9343(79)90458-3.

Taylor, J. (2004). *The fundamentals of community health centers* (NHPF Background Paper). National Health Policy Forum, George Washington University http://lib.ncfh.org/pdfs/2k9/8142.pdf.

Tolbert, J., Kendal Orgera, K., & Damico, A. (2020, November). *Key facts about the uninsured popu- lation.* Kaiser Family Foundation. https://www.kff.org/uninsured/issue-brief/key-facts-about-the-uninsured-population/.

United States Bureau of Labor Statistics. (2020, September 1). *Table 2.7: Employment and output by industry.* https://www.bls.gov/emp/tables/industry-employment-and-output.htm University of Michigan School of Public Health. (1968). *Medical care chart book.* Bureau of Public Health Economics.

战略与领导力

引言

　　战略的制定和执行是每个组织的核心。战略计划为组织提供了行动的路线图，将组织的价值观、愿景和使命转化为实际行动。为了取得成功，组织必须解读当前的环境和趋势，制定并传达明确的战略意图，评估和发展变革的能力，坚定地制定并执行计划，并不断从行动中学习。对于管理良好的门诊医疗服务来说，制定和实施战略规划是成功应对内外部影响的根本性指导。由于门诊医疗服务的环境不断变化，战略制定既需要领导者的远见也需要对细节的关注。因为战略规划对长期生存至关重要，每个门诊服务机构，无论规模或组织结构如何，都应参与其中。

战　略

　　门诊医疗服务环境要求对战略的高度重视，因为竞争激烈，技术迅速发展，患者不仅要求高质量的医疗护理，还期望获得便捷的服务和卓越的体验。管理良好的门诊服务能够理解并主动应对这些挑战，而不是被动反应。

　　尽管"战略"是一个单一的术语，但其规划过程是一个持续、迭代的过程，而非单一事件。规划周期始于设定愿景和目标，制定实现愿景的目标和策略，监测绩效，依据商业情报进行必要调整，并不断反思和修订计划。历史上，门诊实践通常以10年的时间跨度进行战略规划。然而，鉴于当今医疗环境的不确定性，规划时间通常为1～3年。战略规划不是终点，而是需要不断回顾的持续旅程。

角色与职责

　　战略的制定是一个持续的评估、学习和调整过程，需要经过深思熟虑的方法。门诊医疗服务必须建立正式的战略规划结构，确立或更新组织的战略意图，并采取步骤制订计划。制定成功的战略需要所有成员的积极参与，关键利益相关者在协调和监督战略计划的制定和执行中发挥重要作用。这些利益相关者包括医生、其他临床领导者以及管理人员。

治理机构

　　门诊机构的治理委员会构成因机构而异。对于许多机构来说，领导班子通常由管理合伙人组成，这些合伙人大多是医生，也可能包括行政管理者，负责具体的战略制定和规划工作。较小的医生诊所可能由单个医生所有或创立，该医生负责制定战略方向，并听取诊所其他人员的意见，有时也会得到第三方顾问的支持。一些门诊机构可能没有正式的治理委员会，而是由执行小组中的关键医生领导者负责战略。

　　医院或医疗集团拥有或运营的门诊服务部门通常隶属于该机构的董事会，并受其监管。董事会在企业层级中，负责协调、制定和批准卫生系统的战略计划。就像针对住院、熟练护理和其他医疗服务部门的计划一样，这些系统层面的计划可能也包括专门针对门诊业务的部分。对于门诊部分，战略规划过程通常由具有门诊专业知识的医生和行政领导者负责，制定与医疗集团目标相一致的门诊业务战略。

无论其组成如何，治理机构在战略发展过程中扮演三个重要角色：监督、能力建设以及利益相关者的识别与参与。

监督

治理委员会通过确立组织的价值观、愿景和使命来设定整体方向。这些战略意图的形成可能在组织历史上仅发生一次，但如果组织发生重大变化（例如合并或收购），可能需要重新评估。委员会持续发挥监督作用，不仅要善于发现机会，还要敢于挑战假设（Orlikoff and Totten，2006）。委员会需要在成为组织良好管理者的同时，为未来投资做出关键决策。

能力建设

在战略制定和规划过程中，能力建设是治理机构的另一个重要任务。通过不断评估组织的能力和竞争力，可以洞察组织实现预期目标的可能性。例如，如果针对门诊服务制定的战略是将临床照护模式转向更注重预防的健康管理模式，治理机构需要先评估当前的能力，以有效执行战略。成功的战略不仅是激励行动的计划，还应该是切实可行的。如果战略计划需要资源或技术支持，治理机构则必须优先考虑在门诊的其他需求中整合这些资源或进行能力建设。

利益相关者的识别与参与

在战略制定和规划方面，治理机构的第三个角色是识别并吸引利益相关方，也就是那些致力于组织战略意图，并能够影响目标实现的人。委员会确保在战略规划过程中纳入利益相关方的意见，并根据其需求和期望推动组织目标的实现。例如，在为医院制定门诊发展战略时，医生作为关键利益相关方参与董事会层面的战略规划是必不可少的。董事会还可能征询社区负责人或其他合作伙伴及附属机构的意见，他们可以从机构外部的角度出发，提供关于社区或地区需求的多方面意见。综合考量这些意见对于制定战略计划非常重要，不仅可满足机构内部利益相关方（医务人员、员工和患者）的需求，也能为社区提供价值。

门诊医疗服务的领导者

医生和其他临床工作人员的意见在战略计划的制定和实施中起到了关键作用。临床领导者通常作为变革的领导者或倡导者，帮助将战略计划落地。同样，门诊医疗服务的管理者，如行政高管、经理，以及其他重要的临床和行政领导者，也为战略计划提供了宝贵的意见，并协助评估机构在采用战略计划方面的能力和意愿。

对于规模较大的门诊机构，或者隶属于医院或医疗集团的门诊部门，可能会有一位高级官员（例如门诊服务副总裁或战略总监）负责管理战略规划流程。这些机构也可能聘请第三方咨询顾问，来协助完成战略规划中的某些部分，比如主持规划讨论会、提供行业趋势分析，或者收集并报告来自患者或转诊来源的意见。第三方顾问还可以通过与员工的匿名访谈提供反馈，总结出改进的主题和机会。

每个门诊医疗服务机构都可以参与战略规划。然而，这个过程往往会增加医生和领导者的工作负担，因为他们本身已经需要处理繁忙的日常运营事务。虽然医生和领导者的角色和职责可能因诊所规模而异，且通常可以由成员分担，但战略规划所需的时间和精力不容低估。因此，机构必须明确参与战略规划的每个人的角色和职责。这样可以避免重复劳动并最大化资源的利用效率。

战略意图

战略意图是组织的核心目标，决定了战略是否与组织的使命、愿景和价值观保持一致。战略意图的存在，不仅向利益相关者表明组织对发展方向的承诺，还为衡量成功提供了参考依据。例如，作为一家耳鼻喉专科医院，是否应开设门诊手术中心？作为一家综合医院，是否需要推出过渡期护理管理诊所？作为一个隶属于医疗集团的门诊服务部门，是否应该投资建立一个护士联络中心？这些战略的目的是什么？它们是否符合机构的价值观、使命和愿景？这些问题都可以通过对战略意图的深入理解来更好地解答。

在《商业理论》一书中，彼得·德鲁克指出，组织未能发展的原因并非做了错事或做错了事，而是因为"组织建立和运行所依据的假设不再符合现实"（Drucker，1994）。他认为，这些假设"塑造了组织的行为，左右了组织对该做什么、不该做什么的决策，并定义了组织认为重要的结果"（Drucker，1994）。因此，理解组织的战略意图是战略过程中至关重要的第一步。

战略意图由价值观、愿景和使命共同构成（图2.1）。价值观是门诊医疗服务机构及其成员所珍视的共同理念与信念，是引导医疗行为的核心原则。愿景是机构对未来的展望，描述了希望在未来被外界如何看待，是一种具有激励性的目标。使命则关注当下，明确机构当前的业务核心，是对机构存在意义的表述。

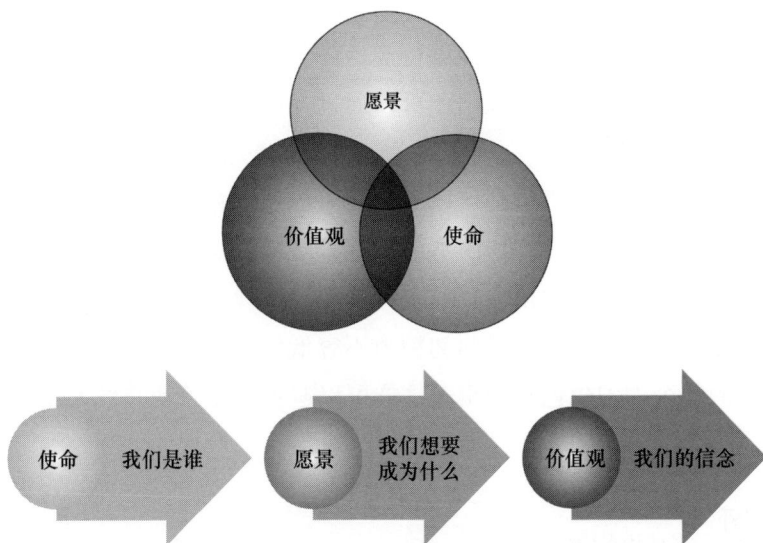

图2.1 战略意图

战略计划

战略是推动实现目标的催化剂，能够引导行为，为实现机构的愿景和使命提供路径，同时始终忠实于组织的价值观。战略计划是组织将战略设计与记录下来的成果。用建造一栋建筑来比喻，组织的战略意图（价值观、愿景和使命）就像建筑的设计图纸，指引机构达到期望的结果（图2.2）。战略计划则是由一系列独立但相辅相成的策略组成的，它支撑着整个建筑的基础结构。每项策略都经过精心组织和协调实施，为行动提供框架，类似于建筑中的承重梁和框架。协调一致的战略集合被称为机构的战略计划。

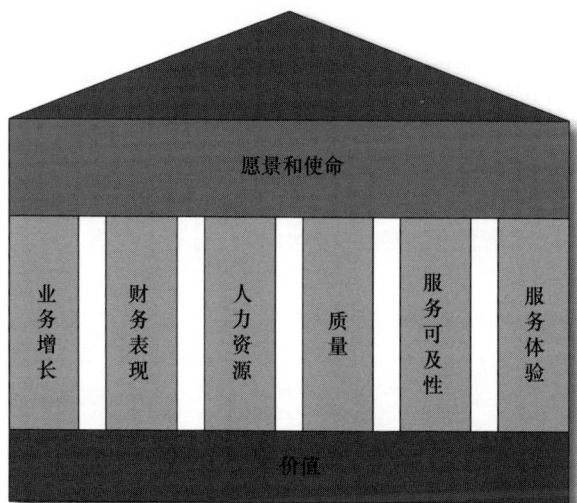

图2.2　战略支柱

战略规划的过程让机构能够同时关注未来与当前。一方面，领导者专注于规划发展方向；另一方面，管理者则注重当前的运营稳定，并通过明确的使命、愿景和价值观保持一致的目标和行动。

对于许多门诊医疗服务机构而言，组织这项工作的有效方式是基于组织的战略意图建立"支柱"。例如，招聘并留住那些认同机构价值观、使命和愿景的人才，这对机构的成功至关重要。通过创建一个"人才"支柱，机构可以强调其人力资本的重要性。在战略计划中，这一支柱可能包括吸引和留住优秀员工的目标，为实现这一目标可能采取的策略是提供并维持具有市场竞争力的薪酬和福利。这些策略可能进一步落实为一系列行动，比如每两年进行一次市场薪酬评估、开展员工敬业度调查、成立薪酬工作组，以及分析前期的离职访谈。

这些"支柱"为参与战略规划过程的利益相关者以及实践参与者提供了一个清晰的图景，同时也是激励机构员工的有效工具。"支柱"对于每个机构都是独一无二的，应从组织的价值观中衍生出来。门诊医疗服务机构常见的"支柱"包括人力资源、服务可及性、质量、财务表现、业务增长和服务体验等。"支柱"设置的数量上应保持合理，易于传达给医务人员和其他利益相关者，并能够体现机构的战略意图。

制定战略计划的步骤

如图2.3所示，制定战略计划的步骤包括：进行环境分析、制定战略备选方案、设定战略目标与任务、制订行动计划、执行计划，以及评估目标实现

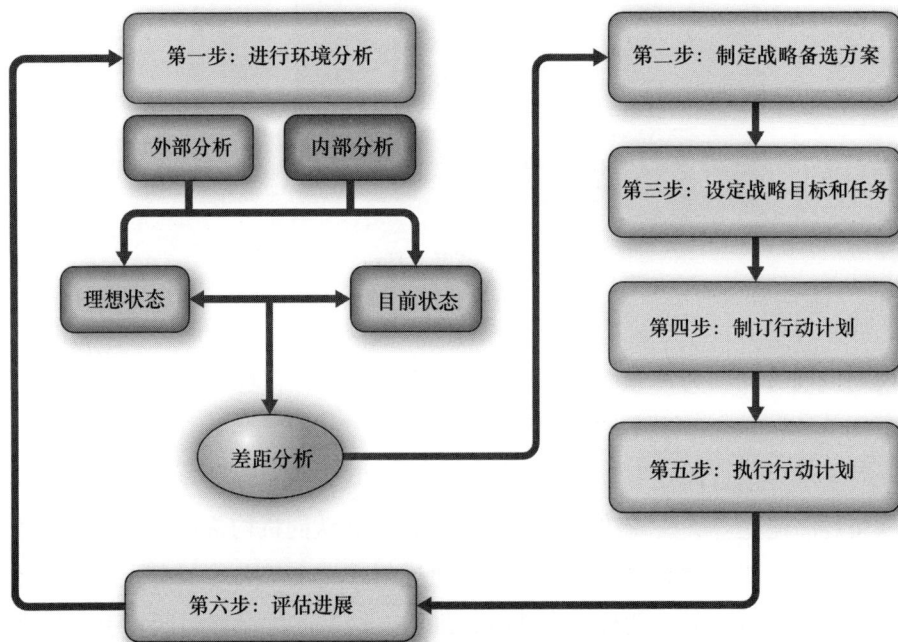

图2.3　制定战略计划的步骤

资料来源：Adapted from Walston, S. L. (2013). *Strategic healthcare management: Planning and execution.* Health Administration Press.

的进展。战略规划是一个迭代的过程，每一项战略都会根据绩效或新数据带来的基本假设的变化进行评估和调整。

第一步：进行环境分析

环境分析是对组织内部能力和竞争力的评估，同时也是对外部环境的反思。这一分析并非基于猜测、主观意见或仅仅依赖关键利益相关者的主观看法。尽管利益相关者的反馈很重要，但它只是数据收集的一个组成部分。科学的环境分析应以客观数据和商业情报为基础，涵盖内部和外部环境的全面考量。一个管理良好的门诊机构依赖于循证的规划过程。适当且有目的性地使用客观工具，可以减少偏见，鼓励各方广泛参与数据收集和分析过程，并为战略选择和决策的制定提供平台。通过环境分析收集的数据为规划过程的成功奠定了基本假设基础。

环境分析不是一次性的，而应该是一个持续监控、解读、讨论和分享相关发现的过程。从这些分析中获取的数据和信息，无论是内部的还是外部的，都可以用于制定新战略，评估现有战略的进展并识别改进的机会。

内部分析

内部分析旨在理解战略意图与组织能力和胜任力的一致性。组织能力（*organizational capability*）是一个广义术语，指组织"部署资源以实现期望状态"的能力，并代表组织的"集体技能、能力和专业知识"（Ulrich and Smallwood，2004）。能力，包括适应或高效执行的能力，是关键的无形资产。正如Dave Ulrich和Norm Smallwood（2004）所述："尽管无法直接看到或触摸这些能力，但它们在市场价值中至关重要，是在人事、培训、薪酬、沟通及其他人力资源领域投资的结果"。

组织胜任力（*organizational competencies*）指的是组织实现其目的的能力。Prahalad和Hamel（1990）提出了"核心竞争力"的概念，用以识别出对组织绩效和战略至关重要、赋予其竞争优势的能力。就如同树的根系那样，核心竞争力促进和推动组织的增长，是"组织的集体学习"，为成长提供动力。

进行内部分析时，管理良好的门诊医疗服务需要了解当前的能力和竞争力，同时考虑未来可能需要的条件。内部分析包括对资源的可用性、分配和使用情况的评估。资源则包括人员、设施、技术、设备和财务等。

通过内部评估分析和验证后收集的数据可以用于内部差距分析，回答关于当前状态和未来状态的问题：我们目前处于什么位置？为了实现目标，我们需要达到什么状态？当发现差距时，组织必须准备重新分配现有资源或投资新资源以弥合这些差距。例如，如果希望发展以人群健康管理为重点的战略，可能就需要创建一个专注于门诊健康促进的护士联络中心，而内部评估显示组织中缺乏相关能力或竞争力，这就是目前面临的差距。能力和竞争力的差距可以通过雇用新人才（例如，具有联络中心经验的高级护士）、拓展现有人员的才能（例如，从机构其他部门招募护士并培训他们从事门诊健康促进业务），或通过与拥有相关竞争力的人员（例如人群健康顾问专家）或组织（例如与现有护士联络中心创建合资企业）建立合作伙伴关系的方式来实现。与此同时，还需要考虑到的其他差距有：如何收集和报告数据？支持联络中心的其他技术是否完备？这些在人员、设施、技术、设备和财务方面的差距被明确和解决后，计划才有可能成功。

以下问题可作为内部分析的参考：

（1）组织如何整合资源以构建创造价值的能力和核心竞争力？

（2）组织是否能够更好地调整资源以提升能力和核心竞争力？

（3）环境变化是否可能使组织的能力和核心竞争力变得过时？

（4）组织的能力和核心竞争力是否已有替代方案，或者很快就会出现？

（5）组织的能力和核心竞争力是否容易被模仿？

（6）组织如何最好地保护或提升其能力和核心竞争力？

领导者应不断评估并投资于与组织战略意图一致的能力和核心竞争力。

门诊机构还应熟悉其内部数据和历史趋势。例如，患者数量是在增加还是减少？新患者数量占总接诊量的百分比是否在增长？这些新患者在寻求哪些服务？转诊的来源是哪些？某些转诊来源是否在增加或减少？我们是否能够按时安排转诊，或者是否流失了转诊？比较关键的医疗服务数据（按月度、季度或年度）可能突出潜在的机会；表2.1列出了门诊机构可评估的相关要素，这些要素可能提供宝贵的洞见，并帮助机构更好地理解其感兴趣的领域。这份列表并不详尽，各机构应当追踪与该机构战略规划高度相关的重要数据。

表2.1 门诊机构可评估的要素

洞察	数据
人才（TALENT）	平均招聘周期（按职位分类）；员工流失率（按职位分类）；员工平均在职时间（包括在职的和离职的员工）；员工敬业度调查；离职访谈
需求（DEMAND）	按专科分类的内部转诊情况：转诊来源、数量、处理时间和流失率；CPT®代码：数量和频率；按沟通方式分类的咨询流量（电话、聊天、短信、信息）
生产力（PRODUCTIVITY）	就诊次数；工作相对价值单位（WRVU）；按医生分类的收费情况；医生每年实际出诊与预期/合同出诊情况的对比
容量（CAPACITY）	按专科分类的总就诊次数与行业标准的对比；未使用的预约时段数量；时段利用率；预约未到率和临时取消率；医生改期率
病情严重度（ACUITY）	诊断代码：数量和频率；评估和管理（E/M）代码等级
市场（MARKET）	按地点分类的支付方组合；按专科分类的社区医生占比；按专科分类的新患者预约等待时间
质量（QUALITY）	患者报告的结果指标；国家质量论坛（NQF）指标（流程、成本/资源使用、结果、结构）；支付方与质量指标相关的绩效
增长（GROWTH）	就诊次数；新患者就诊次数占总就诊次数的比例；新进入本医疗系统的患者（"净新增"）的数量
患者满意度（PATIENT SATISFACTION）	净推荐值（NPS）；医生和机构的用户评估（CG-CAHPS）调查结果趋势；医生或医疗集团的搜索引擎评分

外部分析

外部分析侧重于收集与实践外部环境相关的情报，包括竞争、法规、政治、技术和金融环境。

完成外部评估有多种工具和技术。这些工具可能还结合内部分析，包括利益相关者分析、SWOT（优势、劣势、机会和威胁）分析、PEST（政治、经济、社会和技术）分析、情景分析、财务分析、组合分析和价值链分析（Walston，2013）。这些可靠的战略规划工具为定量和定性数据的收集与分析提供了可信的框架。图2.4展示了门诊实践的PEST分析示例。

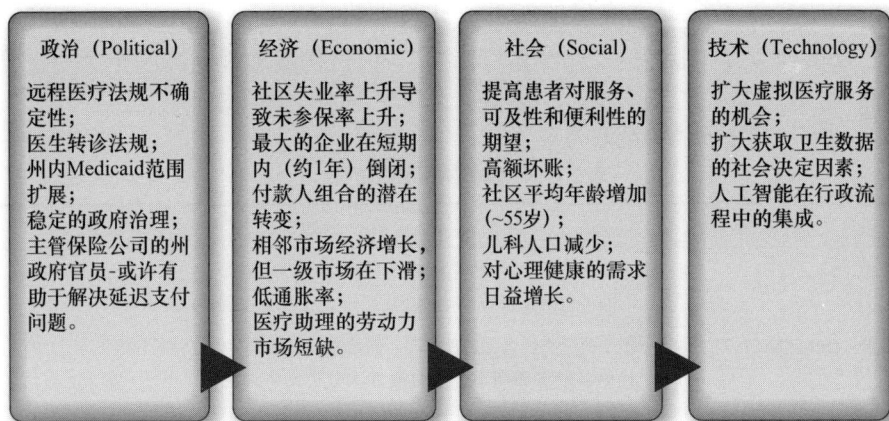

政治（Political）	经济（Economic）	社会（Social）	技术（Technology）
远程医疗法规不确定性； 医生转诊法规； 州内Medicaid范围扩展； 稳定的政府治理； 主管保险公司的州政府官员-或许有助于解决延迟支付问题。	社区失业率上升导致未参保率上升； 最大的企业在短期内（约1年）倒闭； 付款人组合的潜在转变； 相邻市场经济增长，但一级市场在下滑； 低通胀率； 医疗助理的劳动力市场短缺。	提高患者对服务、可及性和便利性的期望； 高额坏账； 社区平均年龄增加（~55岁）； 儿科人口减少； 对心理健康的需求日益增长。	扩大虚拟医疗服务的机会； 扩大获取卫生数据的社会决定因素； 人工智能在行政流程中的集成。

图2.4 门诊实践的PEST分析

医院住院数据的报告通常是公开可获取的，但获取门诊医疗的市场数据可能较难。Medicare的门诊服务索赔数据是可用的；其他数据可以通过第三方购买。然而，这些数据可能不够全面，也可能无法准确反映特定的门诊服务（尤其是单一专科的数据），因此最多提供方向性信息。那么，门诊该如何获得关于外部环境的可靠数据呢？

一种可行的环境分析方法是识别和评估对其产生影响的市场趋势。例如，妇产科可能需要查看其当地的出生率，分析该地区的出生人数是在减少、保持不变还是在增加。将这些可获取的外部数据与实际接诊的趋势相结合，综合数据可能会表明市场份额的增长或下降。

门诊业务可以通过参与专业协会来紧跟外部趋势。州医疗协会、国家专业学会、地方管理者联盟或其他团体的会议可能会研究影响医疗机构运营的趋势，并提供共享信息的机会。最后，门诊管理人员可以简单地进行关于"门诊医疗服务趋势"的关键词搜索，自定义特定日期范围，获取与战略规划最为相关的新闻和文章。

如前所述，征求利益相关者的意见是必不可少的。开展患者或转诊医生满意度调查、组织与特定患者或重要转诊来源的焦点小组讨论，都是收集数据的方法。如果进行焦点小组讨论，尽量由受过专业训练的主持人来引导讨论并总结关键要点。

类似于内部分析，外部分析的结果为当前状态与期望状态之间的比较提供了依据。当识别出差距时，组织必须致力于弥合这些差距。

第二步：制定战略备选方案

在完成环境分析后，接下来需要考虑战略备选方案。到目前为止，我们一直将环境分析视为一个单一事件，实际上，它是一个迭代的过程。战略计划一旦制定，定期重新评估环境并寻找差距是战略规划过程的循环性特征。

让我们通过一个骨科案例来进一步说明：

外部分析表明，当地政府正在建设一个新的娱乐中心，作为其旅游战略的一部分，希望能吸引本地、区域和国家的体育团队。该骨科诊所目前可以治疗运动损伤，但没有专门从事运动医学的医生、高级医疗执业人员或运动医学专职人员。那么，该骨科诊所应如何应对这一情况？

（1）与当地政府官员合作，确定机会。社区愿意为支持其旅游战略的这一方面投入哪些资源？治理委员会是否与社区领导者有现有关系，可以提供关于具体社区需求和期望的见解？当地政府对新娱乐中心的医疗需求有什么期望？他们会事先遴选一家配套的定点医疗机构，还是由来访的体育团队自行选择？

（2）建立内部能力以满足这一潜在新需求。诊所目前是否有对运动医学感兴趣的医生？如果没有，是否应该通过招聘或对现有人员进行额外培训来获得这一专业知识？市场上是否有可以招聘来满足这一需求的专业人员？是否应该投资于运动训练师或与服务相关的辅助技术，如移动影像设备？这些服务是否能被医保覆盖？需要招聘或获取多少人员才能有效？投资回报率是多少？诊所还应该开发哪些能力以与娱乐中心对接？

（3）与其他医疗人员建立附属或合作协议，提供完整的服务链。诊所是否应与外部医护或设施合作，提供医疗、训练、治疗、影像和/或康复服务？是否存在其他可能实现这一机会的关系形式？

（4）与已具备运动医学专长的其他机构合并。诊所是否有兴趣但缺乏满足新需求的能力或资源？与另一机构合并是否能满足这一机会——甚至创造出更多机会？合并后的机构如何协作以满足这一需求？合并可以解决哪些现有的差距？合并后的诊所如何相互配合，以满足特定需求，如当日就诊、周末、夜间和急诊服务？合并是否有可能带来更大的好处（不仅限于娱乐中心）？

（5）不采取任何行动。如果不做出任何反应，竞争对手对这一机会会有何反应？如果该诊所或市场竞争者无法满足需求，娱乐中心是否会寻求本土市场外的机会？这些活动的影响是什么？

诊所还可能有其他可供选择的选项。每种战略备选方案都需要进行全面评估，并与组织的战略意图相比较。哪种备选方案能够帮助诊所实现其使命和愿景？所选的战略备选方案是否与诊所的价值观一致？备选方案还应由关键利益相关者进行审核，确保听取其意见和观点。还需要考虑法规、财务和资源需求的影响：这一选择将如何影响其他项目？在考虑其他机会的情况下，我们是否有时间和资源追求这一选项？如果不追求这一机会，是否会错失良机？最后，需要深入研究竞争格局：如果我们不采取行动，谁会采取行动？竞争对手参与娱乐中心的机会会产生什么影响？

一旦选择了战略备选方案，下一步是设定指导执行的目标和任务。

第三步：设定战略目标和任务

在规划过程的这一阶段，战略备选方案已被选定。例如，假设决定与另一家骨科诊所合并，建立资源和能力满足新的需求，抓住骨科诊疗市场增长的其他机会，并防止其他竞争者的进入。在这个案例中，两家诊所的管理机构可能成为新合并诊所的管理医师合伙人。由管理合伙人指导每个机构的管理员（关键医生和职员）组成规划委员会，负责制订合并计划。在这一复杂过程中，为了简化说明，各方都分阶段地关注以下关键领域：建立组织架构、整合员工薪酬和福利计划、制定统一的政策和程序。对于每个关注领域，都需要确定目标和任务。目标和任务应遵循SMART原则设定：具体（specific）、可测量（measurable）、可实现（attainable）、相关（relevant）和时间限定（time-bound）。

第四步：制订行动计划

行动计划是为了实现目标所必须完成的具体任务。此外，必须通过明确负责人的形式，落实每项任务执行中的责任制。项目计划可以协助记录进展步骤、负责个人、时间框架和每项任务的评估指标。考虑到每项任务的执行情况至关重要。

以参与合并的骨科诊所为例，有关组织变更的沟通至关重要，但必须考虑公告的时机。一方面，诊所不希望沟通过早会激起其他个人或组织的竞争反应；另一方面，诊所也不希望沟通太晚，导致失去医护、员工、患者和其他利益相关者的支持。总之，必须管理好沟通。例如，一项行动方案可能是"制定一项周全、适当的沟通计划，为医生、员工、患者和利益相关者提供关键信息"。在行动计划中还需设定需要实现的里程碑，标明完成时间和责任人。此外，还应制定绩效指标来衡量成功与否。

第五步：执行行动计划

没有有效的执行，再好的战略也会失败。那么，是一个平庸但执行出色的战略更好，还是一个精心设计但执行不当的战略更好呢？如果没有明确表述且基于证据的战略，组织将面临重大风险。然而，即便拥有一个深思熟虑、相关性强的战略，也不能保证成功。有效的执行至关重要。组织通常只能实现潜在战略价值的一部分，其原因在于规划和实施的失败。管理学专家Mankins 和 Steele（2005）认识到了战略与绩效之间的差距，提出了助推战略计划成功执行的建议（见知识框 2.1）。

知识框2.1　执行战略计划的建议

（1）保持简单，具体明确；

（2）讨论假设，而非预测；

（3）使用严谨框架，使用共通语言；

（4）尽早讨论资源部署；

（5）简明确定优先事项；

（6）持续监控绩效；

（7）奖励并培养执行能力。

来源：改编自 Mankins, M., & Steele, R. (2005, July/August).
将出色的战略转化为出色的绩效。《哈佛商业评论》，83(7/8): 64-72。

即使是具有明确战略的组织，也可能无法产生预期的变革。有些失败可能归因于执行中的失误。其他导致表现不佳的因素包括领导力、沟通、决策、问责，以及对组织变革准备程度和能力的理解等方面的挑战。

成功的战略规划需要治理机构的有意监督，以及负责制定和实施的领导者的问责。如果没有计划或对结果的问责，行动可能会方向不明，或缺乏成功执行所需的精确性和重点。

第六步：评估进展

一旦战略计划开始执行，规划周期便回归到反思阶段。这是一个迭代的过程，包括收集绩效数据、监控既定路径的进展，并按需进行调整，以确保业务朝着最终目标迈进。实际管理中，有许多监控绩效的工具。一些机构使用RASCI工具（责任人、问责人、支持方、被咨询方和被告知方）为具体目标分配责任人。其他组织可能通过仪表盘或平衡计分卡，采用红、黄、绿三种颜色的视觉提示来表示战略目标的完成情况。绩效监控工具提供了管理战略实施的框架，使所有利益相关者都能关注战略的重要性。

无论选择哪种工具，它都应简单易用、易于理解，并能形成简明扼要的概览，定期与医疗执业人员、员工和利益相关者共享。实现预期的目标和策略是成功计划的关键。同样重要的是，计划必须具备根据内部或外部环境变化进行修改和调整的能力。这时，反馈和学习显得尤为重要。收集的数据可以用于调整计划。利益相关者基于证据改善绩效的行为应当获得奖励。通过使用标准化工具进行定期沟通，战略规划就能成为一个持续的、迭代的过程，而不仅是一次性事件。

未来之轮

大多数门诊机构都会进行某种形式的战略规划，无论是为新服务线、升级新软件，还是评估竞争的影响。这些计划的制定旨在适应和应对内部或外部环境的变化。传统的战略规划如果精心准备和监控，可以带来绩效的改进。门诊机构可以通过一种称为"战略远见"（strategic foresight）的过程来提升战略规划的效果。战略远见包括六个步骤：框架构建、扫描环境、预测趋势、制定愿景、规划行动和执行计划（Hines and Bishop，2015）。战略远见深入地探讨门诊实践面临的问题或挑战，并为其提供了一个框架，帮助其在多种可能的未来战略方案中进行判断和选择。

战略预见的一种常用工具是"未来之轮"，于1972年由Jerome C. Glenn发明。"未来之轮"通过视觉方式展示事件、趋势、新兴问题以及备选方案的一级、二级和三级后果（Glenn，2009）。用户可以据此比较各种战略备选方案，并预见选择某一方案对比其他方案的影响（见边栏"未来之轮"案例）。尽管传统战略规划为管理良好的门诊实践提供了具体的路线图，但战略远见则为实践提供了多种潜在战略备选方案。在当今快速变化的医疗行业中，灵活性和适应性使门诊机构拥有更大的成功机会。

"未来之轮"案例：提升健康检查预约率

为改善患者的预防保健状况，某家庭医学部门使用了"未来之轮"工具，旨在提升医疗保险患者的健康检查预约率。这是该部门向患者提供的一项关键预防服务。尽管传统规划已经取得了一些进展，该部门依然难以达到预算目标。当前面临的主要挑战是，许多患者拒绝预约、取消预约，或未按时就诊。为更深入地探讨如何提升健康检查的预约率，部门领导召集医生、护士和主管，开展了一次由专业协调员主持的头脑风暴会议。会议以医疗保险患者健康检查为核心议题，通过扩展PEST分析（政治、经济、社会、技术）并加入STEEPLE框架（社会、技术、经济、环境、政治、法律、伦理），全面收集并评估相关因素。协调员引导与会者对每个因素可能带来的直接和间接影响进行讨论和梳理。在会议期间，主持人鼓励参与者随时提出想法或建议。例如，在讨论社会因素时，团队发现患者对健康检查目的的认知不足，是导致预约未出现、取消或拒绝的主要原因之一。此外，院方的态度和文化也是一个重要因素——部分工作人员对推广健康检查的支持力度不够，直接影响了预约率。团队围绕STEEPLE框架的每个维度，梳理了健康检查的直接和间接影响，并绘制了一幅"未来之轮"图（图2.5），展示了与预约率相关的各种因素及其联系。这幅图随后被张贴在部门内，鼓励所有医护人员和工作人员继续补充意见和建议。在随后的部门会议中，上述信息被用作行动计划制订的依据，为进一步提升健康检查预约率提供了明确方向。

领导力

领导力是战略计划能否成功的关键。每一项战略就像建筑的框架，而领导力则像屋顶，把所有的部分连接起来，让整个结构稳固且可持续。在门诊医疗服务中，无论是正式还是非正式的领导者，都需要参与到战略规划的全过程中。

在门诊实践中，正式领导角色根据机构的不同而有所差异。例如，在大型医院里，门诊医疗服务可能由一位医疗主管和一位副总裁共同负责，他们共同组成一个"双人领导班子"。这种模式还可以复制到其他服务线，比如初级护理、肿瘤科、骨科或心脏护理等。对于规模较小的门诊医疗服务机构，领导者可能是医院创始人或诊所负责人。而在一些情况下，治理委员会会聘请一位行政高管，负责机构的战略方向和日常运营。

明确角色和分工

无论组织结构是什么样的，最重要的是明确领导团队每个成员的职责，确保沟通顺畅，全员在战略意图上有共识。领导团队的一项核心任务，就是让那些实际执行战略的员工和医生参与进来。让每个人的声音被听到，能为战略规划提供更多切实可行的建议。举个例子，直接参与患者护理的医生和护士可以分享许多有价值的临床建议，还可以传递患者的需求和反馈。对于门诊医疗服务来说，由于服务对象和内容的多样性，这些一线人员的意见格外重要。此外，领导者在选择战略方案时，还要考虑患者、员工以及利益相关者的多样性。如果需要召开讨论会或焦点小组，一定要让讨论成员反映所服务人群的特点。

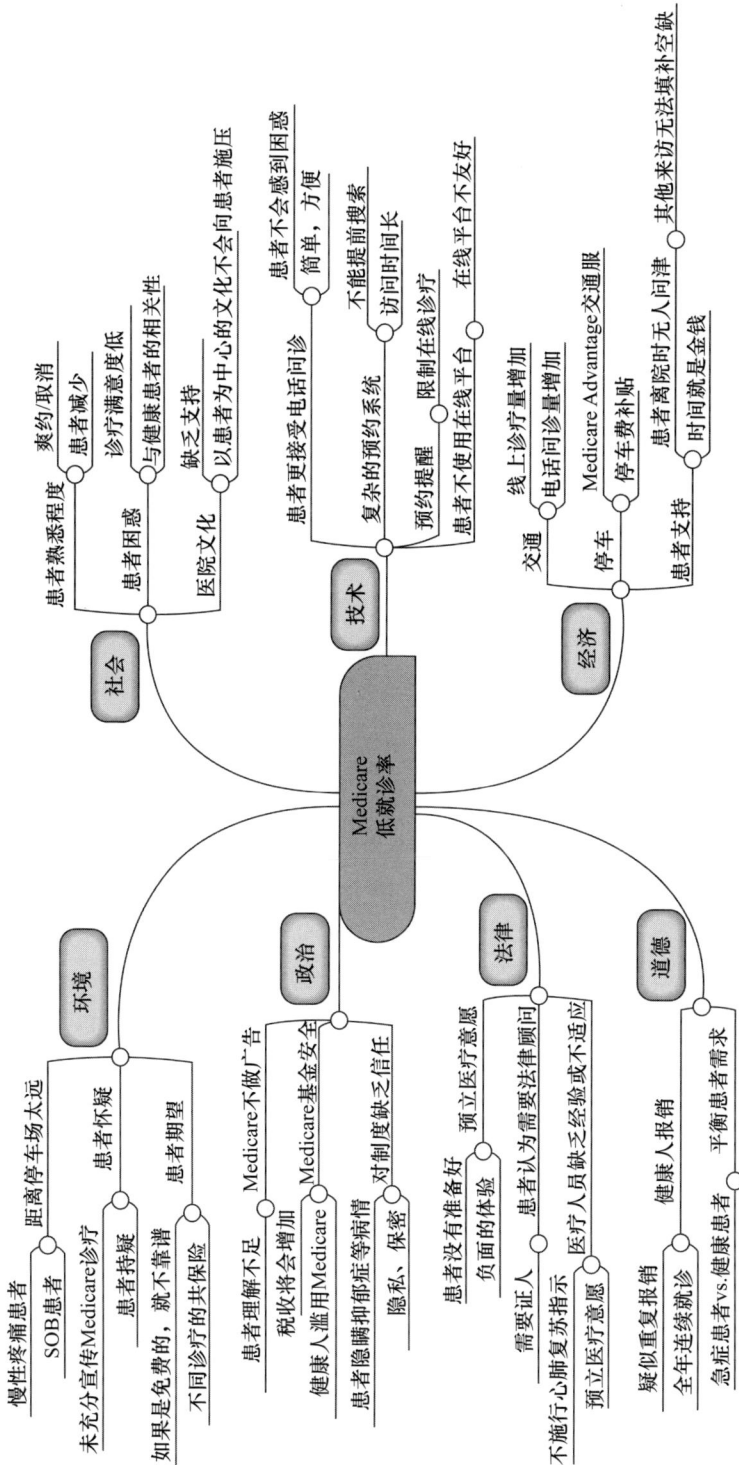

图 2.5　未来之轮

要想让员工敢于表达意见，领导者需要营造一种心理安全的氛围。这样，大家才会在讨论中畅所欲言，而不用担心被批评或"穿小鞋"（Edmondson and Lei，2014）。这种坦诚的交流对于战略规划至关重要，因为只有充分讨论，才能找到真正适合机构发展的方案。在收集反馈时，如果你发现团队里有些人保持沉默，千万别以为他们就同意你的想法。相反，通过匿名调查或者书面反馈，可以让每个人都有机会表达真实意见。一些机构会把战略草案发给所有员工，让他们花时间细读并反馈；也有的会把草案贴在公共区域，让大家随时留言。永远不要低估多沟通、早沟通的重要性。

一旦选定了具体的战略方向，领导团队就需要制订详细的行动计划和实施步骤，并明确完成的时间表。接下来，领导者的重点是调动员工的积极性，让每个人都投入到目标的实现中。

战略规划技能

门诊医疗服务的领导者可能是医生高管、行政高管，或者两者兼而有之。不管组织结构如何，领导门诊医疗服务都不是一件容易的事。领导风格因组织而异，但在战略规划过程中，有几项核心能力是每位领导者都需要具备的（见边栏"情商在医疗领导中的重要性"）。以下是领导者在战略规划中不可或缺的几项技能：

（1）合作能力。作为领导者，需要与医生同事合作，尤其是在战略规划过程中组成"双人领导班子"时。如果没有这样的正式组合，需要与那些有影响力的医生进行非正式合作。寻找那些愿意提供坦诚反馈的医生，同时注意涵盖支持变革的医生和那些可能持保留态度的代表。医生之外的员工也需要被纳入讨论中。战略规划的目的就是挑战现状，探索新的可能性。打破"我们一直以来都是这么做的"这种思维定式，可能会让部分员工感到不适，但如果处理得当，这一过程会对战略发展和执行提供深刻见解。

在讨论策略、战术或行动时，冲突几乎不可避免。这些冲突可能引发负面情绪，从而影响整个规划过程的推进。一个善于合作的领导者会将冲突从情绪化的角度转移到如何最有利于服务机构及其患者上。研究表明，多样化的团队往往能产生更好的结果（Ibarra and Hansen，2011）。合作型领导者懂得多样性的价值，即使团队成员之间有分歧，也会通过开放和透明的沟通建立信任，引导团队向前推进。

（2）团队建设。在战略规划中，领导者需要确保团队成员清楚自己的角色和职责，以避免工作重复或出现遗漏。每个人都需要明确自己在战略规划过程中的任务，以及其他成员的职责范围（Levi and Askay，2020）。一个成功的领导者还需要负责促进团队凝聚力，增强团队的协作精神。强大的团队凝聚力可以让成员感到团结一致，理解战略计划的目标和方向。在启动战略规划之前，机构应该评估现有团队的协作能力，并通过团建活动提升团队凝聚力。

（3）变革领导力。推动行为改变是实施新举措的最大挑战之一。不管是简单的改动，比如增加一个新的筛查工具，还是复杂的系统变革，比如实施新的财务系统，改变总是困难的。领导者需要通过其影响力，帮助团队成员看到变革的价值，并让他们了解变革将如何对机构带来积极影响。此外，领导者还帮助成员确定自己在促进变革中可以发挥的作用。

医生领导者可以成为变革的倡导者。他们作为"第一个吃螃蟹"的早期使用者，通过自身的示范作用树立榜样，向其他成员展示新系统的好处，并为他们提供支持。这些早期采用者还能帮助识别并解决变革过程中可能出现的意外问题。

（4）专注力。正如彼得·德鲁克所说："领导是做正确的事，管理是把事做正确"（Drucker，2000）。在门诊医疗服务中，领导与管理的界限往往非常模糊。特别是在小型机构中，领导者通常不仅需要制定战略计划，还要亲自参与其执行。医生领导者需要在繁忙的临床工作和战略规划之间找到平衡。为了确保战略规划的成功，他们可能需要暂时减少接诊时间，以专注于数据收集、分析和思考战略选择。

一位合格的领导者需要果断且灵活、值得信任且有道德感。他不仅要能从整体上把握大局，还要关注细节；既要能与治理委员会、医生、员工和社区领导沟通，也要理解患者的需求。每个利益相关者群体对机构都有独特的期望，领导者必须有效传达机构的使命和愿景，同时以实际行动体现机构的价值观。他还需要善于倾听，去伪存真，把注意力集中在真正重要的事情上。领导者需要时刻保持对未来的关注，同时确保当前机构的正常运行和可持续发展。

情商在医疗领导中的重要性

瑞克·埃文斯（Rick Evans）

纽约长老会医院

患者服务高级副总裁兼首席体验官

当我们谈到医疗领域的领导技能和能力时，通常会想到一些显而易见的要求：在负责领域的专业知识、团队领导经验、财务敏锐度、战略规划能力、项目管理技巧等。

但有一项常被忽视的能力却同样重要——那就是情商。

在我超过20年的医疗工作经历中，我见过各级领导者的成功与失败——从经理到高级管理人员都有。而在这些经历中，有一个共同点常常决定着成败，那就是这个领导者是否具备情商。

情商包括一系列能力。首先是自我认知能力。一个领导者是否能识别和掌控自己的情绪？他是否对周围环境中的情况反应敏锐？他是否能"读懂房间的气氛"，准确感知他人的情绪并作出回应？领导者是否知道自己的情绪"触发点"在哪里？这种自我认知是领导者能够在工作场所自我管理的基础，而这种能力往往是通过经验、成功与失败的反思逐渐形成的。

自我认知是情商的基础，而另一个关键方面是自我调节。自我调节是确保医疗领域中的专业性和协作性的关键。它让我们可以有意识地选择在工作场所表现出何种情绪，以及如何表达。这直接影响我们的个人领导形象和职业发展路径。根据我的经验，许多领导者的失败归因于他们无法有效调节自己的情绪和人际互动。缺乏这种能力会破坏人际关系，也会削弱他人合作的意愿。那些无法自我调节的领导者往往最终被孤立，而这会严重限制他们完成任务或与他人成功合作的能力。

情商不仅是一套技能，也是一种价值取向。具备情商的领导者知道，人际关系是达成目标的关键手段，也是领导力和成就的"货币"。他们通过合作培养和维护这些关系，特别是在冲突时期。情商还意味着同理心。在领导中，同理心体现为理解他人的需求、目标和处境，并努力创造"双赢"的局面。当人们感受到你关心他们和他们的诉求时，就更愿意在你需要帮助时支持你。我在职业生涯中常常思考"种瓜得瓜，种豆得豆"的道理。你在工作中展现同理心并建立关系，通常也会得到相同的回报；反之亦然。

培养情商（无论是技能还是价值取向）是成功的关键组成部分。在缺乏情商的情况下，再多的临床或行政专长也无法带来真正的长期成功。而没有情商，困难几乎是不可避免的。这在医疗领域尤为如此，因为医疗的本质是团队合作，是人类服务于人类的事业。培养领导者的情商，与医疗的使命完全一致——而且从商业角度看，也非常有益！

结论

本章讨论了战略规划在高效管理的门诊医疗服务中的重要作用。一个结构化且基于数据的战略规划流程，能够帮助组织明确其战略意图。在这一流程中，机构可以保持对内外部环境的敏锐洞察，分析战略备选方案，制定战略目标和方向，实施行动计划，并评估目标的完成情况。通过这样的战略规划过程，门诊医疗服务机构能够为未来的发展和壮大打下坚实基础，使管理良好的门诊业务能够成长和繁荣。

讨论问题

1. 为什么战略规划是高效管理门诊医疗服务的重要环节？

2. 在战略规划的每一步中，领导者可能会遇到哪些潜在的陷阱或挑战？提出避免或减轻这些挑战的解决方法。

3. 描述PEST分析的要素，以及其结果如何为战略规划过程提供信息。

4. 解释组织能力的概念及其在建设机构能力中的重要性。

5. 说明愿景、使命和价值观在战略规划过程中的作用。

6. 参照图2.2，选择任一"支柱"并讨论它如何与门诊实践的战略意图相关。

7. 解释在制定战略选择列表时,为什么"不采取任何行动"可能是一个可行的战略选择。

8. 在门诊医疗服务领导者与战略规划相关的四项关键能力(合作、团队建设、变革领导和聚焦能力)中,你认为哪一项最重要?说明你的理由。

参考文献

Drucker, P. F. (1994, September/October). The theory of the business. *Harvard Business Review, 72*(5): 95-104.

Drucker, P. F. (2000). *The Essential Drucker: The best of sixty years of Peter Drucker's essential writings on management*. Routledge.

Edmondson, A. C., & Lei, Z. (2014). Psychological safety: The history, renaissance, and future of an interpersonal construct. *Annual Review of Organizational Psychology and Organizational Behavior, 1*(1): 23-43.

Glenn, J. C. (2009). *Futures wheel, futures research methodology version* 3.0. Millennium Project.

Hines, A., & Bishop, P. (2015). *Thinking about the future: Guidelines for strategic foresight*. HPB.

Ibarra, H., & Hansen, M. T. (2011). Are you a collaborative leader? *Harvard Business Review, 89*(7-8): 68-74, 164.

Levi, D., & Askay, D. (2020). *Group dynamics for teams* (6th ed.) Sage.

Mankins, M., & Steele, R. (2005, July/August). Turning great strategy into great performance. *Harvard Business Review, 83*(7/8): 64-72.

Orlikoff, J. E., & Totten, M. K. (2006, July). Strategic planning: Maximizing the Board's impact. *Trustee, 59*(7): 15-20.

Prahalad, C. K., & Hamel, G. (1990). The core competence of the corporation. *Harvard Business Review, 68*(3): 79-91.

Ulrich, D., & Smallwood, N. (2004, June). Capitalizing on capabilities. *Harvard Business Review, 82*(6): 119-127.

Walston, S. L. (2013). *Strategic healthcare management: Planning and execution*. Health Administration Press.

组 织 结 构

引言

　　门诊医疗服务机构形式多样，从私人医生诊所到综合初级保健和专科诊所，再到门诊手术中心，不一而足。这些机构的组织结构主要由三个因素决定：服务提供者的使命或目的、门诊医疗服务的所有权形式以及适用的法律要求。本章将探讨这些因素，以及它们是如何影响门诊医疗服务机构的组织结构的。

　　简单来说，这些因素虽然有一定的重叠，但可以概括如下：

　　（1）服务内容是组织结构的基础决定因素。例如，机构是提供医疗服务、行为健康服务、外科手术服务，还是辅助服务？此外，机构是以营利为目的，还是非营利性质？

（2）所有权形式直接影响组织结构，尤其是在某些州存在"公司执业禁止"法律的情况下：医生是不是机构的所有者？或者该机构是否由医院或医疗集团拥有？是否存在投资者部分或全部持有门诊医疗服务机构的情况？

（3）法律要求主要取决于州法律，因为医疗许可和医疗服务的监管通常由州政府管理。然而，由于美国实行联邦制度，部分法律要求还受到联邦法律的影响，这些法律大多（但不限于）与联邦医疗项目（如Medicare）相关。组织结构中的首要法律问题是：所在州是否禁止公司行医，即是否禁止无执照的个人或实体向公众提供医疗服务。法律要求还涉及其他问题，如医疗服务项目的准入许可（certificate of need）、医疗提供者是否可以拥有辅助服务机构、自我转诊的监管、分账收费（fee-splitting）的法律规定等。

法律组织形式

在美国，大多数企业的组织形式分为三大类：合伙企业、公司或有限责任公司。个体独资企业（sole proprietorship）并未采用法律实体结构，而是由个人直接运营。在医疗行业中，个体独资的形式不如其他行业常见，主要原因在于对责任风险的顾虑。设立法律实体机构，可以保护所有者免受业务责任的影响，而责任问题在医疗行业中一直备受关注。

合伙企业

合伙企业由至少两人组成，共同为一个商业目的而努力。从法律上讲，合伙企业可以分为普通合伙和有限合伙。

普通合伙企业

普通合伙企业（general partnership）中，每个合伙人对合伙企业的债务承担无限责任。因此，医疗行业中的普通合伙企业通常由法人组成。普通合伙企业的成立不需要在州政府备案，可以基于合伙人之间的协议，该协议可以是书面的也可以是口头的。

所有普通合伙人都参与企业的运营，并分享利润，但不一定是平均分配。书面的合伙协议通常会详细说明以下内容：

（1）合伙人对业务的具体职责；

（2）管理和投票权的分配；

（3）合伙人的薪酬；

（4）买卖权；

（5）合伙人退出或被驱逐的条件。

有限合伙企业

有限合伙企业（limited partnership）包括至少一个普通合伙人和一个有限合伙人。普通合伙人负责企业运营，并承担企业债务的无限责任。有限合伙人不参与管理（仅在某些重大决策上有投票权），且不对企业债务负责，风险仅限于其投资金额（但对个人行为仍需负责）。有限合伙企业需按规定的格式向州政府提交注册文件。

公司

公司是独立于其所有者的法律实体，即使只有一名股东，也被视为一个独立的法律主体。公司通过向州政府提交公司注册证书成立，且具有明确的管理结构：董事会负责公司的管理和方向，由股东选举或任命；高管由董事会任命，负责向董事会汇报工作。

公司的治理依靠章程，包括：董事会规模和空缺填补方式；董事会委员会的设置；高管职责；会议要求；为董事、高管和其他代理人提供赔偿的条款；记录和报告要求。

拥有多名活跃股东的公司，如大多数医疗机构，还可能签订股东协议，涵盖以下内容：

（1）股东对企业的具体职责；

（2）管理和投票权的分配；

（3）股东薪酬；

（4）股权的购买与出售权利（buy/sell rights）；

（5）退出或除名机制（特别是在股东因死亡、伤残、执照被吊销、医院执业权限丧失，或被排除在联邦医保项目之外等情况下，丧失继续参与企业运营能力时的应对安排。）

董事会任命公司高管，如总裁或首席执行官、财务总监、秘书等，他们向董事会汇报工作并执行其决议。公司股东、董事和高管通常不对公司债务负责（但需对个人行为负责）。公司可分为以下三类：普通商业公司、专业公司和非营利公司。

普通商业公司

普通商业公司（general business corporations）可从事任何合法业务，但不包括银行业或某些专业业务。在某些州，普通商业公司可以从事医疗服务。此外，这种形式通常用于本身不以"执业医生"身份提供医疗服务的机构，如门诊手术中心。

专业公司

专业公司（professional corporation）专为从事某种专业（如医学、牙科、物理治疗等）而设立，是美国医疗实践的主要组织形式。在许多州，专业人员执业只能通过专业公司，而不能通过普通商业公司。即使所在州不强制要求通过专业公司执业，也允许专业人员组建此类公司，并对股东、高管、董事和员工的资格提出明确要求。

专业公司法律规定，所有或规定比例的股东、董事和高管必须持有相关执业资格。通常情况下，非执业人员不能持有专业公司股份，股份的转让也受到限制（如遗嘱继承仅限持证继承人）。专业公司必须在股东死亡或丧失资格后的3~6个月将股份转让给持证人员，否则公司将失去执业资格。

除了执业相关的特殊要求外，专业公司还遵循成立地的一般公司法。

非营利公司

非营利公司（nonprofit corporation）是第三种公司形式，主要为特定的公益目的（如慈善、宗教、教育）设立。许多医院和医疗系统都是非营利实体，而社区健康中心等门诊机构通常也是非营利实体。

非营利公司没有股东，由董事会管理，且由于其免税地位受到严格的私人收益限制（即"禁止营利"）。如果非营利公司获得美国国税局的免税资格，则可接受免税的资金或财产捐赠。

有限责任公司

有限责任公司（Limited liability companies，LLCs）结合了公司和合伙企业的优点，既有公司的有限责任保护，又有合伙企业的管理灵活性。LLC通过向州政府提交文件成立，其所有者称为"成员"，而非股东，LLC可由成员管理或由指定管理人管理。

LLC的管理文件称为运营协议，类似于公司章程和股东协议的结合。运营协议包括以下内容：会议通知和法定人数要求；记录和报告要求；高管的职责；成员对业务的职责、利润分配的权利，以及管理权限的限制。

如果LLC是由成员管理（member-managed）的，则所有成员都会参与业务运营。而在许多情况下，LLC采用单一经理管理（single-manager-managed）的形式，这种模式下，经理的职责相当于公司中的董事和首席执行官的结合体，其单方面决策权限的任何限制都需在运营协议中明确规定。

LLC也是联合企业（joint ventures）中常见的组织形式。在这种情况下，通常由多名经理共同管理，其管理方式类似于公司的董事会。此类实体的运营协议通常会详细规定每位合资方参与决策的权利；重大决策的超级多数表决要求；转让限制和优先购买权；竞业禁止协议；成员股份赎回条款，以及退出机制等。

门诊医疗服务的设置与类型

美国的医疗服务正越来越多地在门诊环境中提供，这些环境包括以下几类：

医院门诊部门

医院的门诊部门是为不需要住院的患者提供治疗的场所。这些部门属于医院的一部分，并根据医院的执照运营。医院负责服务的计费，患者也同样被视为医院的患者。提供的服务范围广泛，包括基础医疗、专科医疗、职业或语言治疗，以及门诊手术等。通常，医院门诊服务的费用比私人诊所高，一部分原因是因为医院的总体成本显著高于大多数其他门诊环境。

私人医生诊室或诊所

私人医生经营的场所从小型的初级或专科医疗小组诊所，到大型的多专科门诊不等。这些机构以营利为目的，依据所在州的法律，通常组织为普通商业公司、专业公司或有限责任公司。术语"诊所"可能用于专指持有特定执照的医疗场所（如透析诊所或康复诊所），也可以泛指提供医疗服务的任何场所。例如，急诊诊所在法律上等同于医生的诊室，"急诊"一词主要用来表示其营业时间延长且可接受无预约的患者。

独立急救中心

独立急救中心是与医院分离但持有执照的设施。医院通常将这些急救中心作为门诊部门运营，有时称为卫星部门，但它们也可能由私人运营。这类中心必须每天24小时开放，并始终有医生在场。目前，并非所有州都为非医院附属的急救中心发放执照，而医疗保险并不将其视为急诊部门，因此限制了其报销范围。

门诊手术中心

门诊手术中心（ambulatory surgery centers，ASC）是提供不需要患者留院超过23.5小时的手术的设施。美国医疗保险与医疗补助服务中心（Centers for Medicare and Medicaid Service，CMS）维护着一份适合在ASC环境中进行的手术目录，并随着技术进步添加更多手术，以确保这些手术可以在不住院的情况下安全完成。与医院相比，ASC的运营成本通常较低，因此是更具成本-效益的选择。

便利诊所

便利诊所是指设在非医疗场所（如药店或超市）的有限医疗服务诊所。这些诊所通常由高级执业者（如护士）而非医生管理，主要提供无须预约的非紧急医疗服务，如处理小伤口或扭伤、接种疫苗或治疗常见疾病。这些诊所通常无须执照，按照其临床人员的执业范围和监管要求运营。

社区健康中心

社区健康中心由非营利、免税组织运营，主要为医疗资源匮乏人群提供免费或低费用的医疗服务。这些中心中的一部分是由美国卫生与公共服务部下属的健康资源与服务管理局（Health Resources and Services Administration，HRSA）指定的联邦合格健康中心（Federally Qualified Health Centers，FQHC）。FQHC为医疗资源匮乏地区提供基础医疗服务，并可申请资助以支持其业务运转。它们还可能提供包括牙科护理和行为健康在内的某些专科服务。FQHC必须满足特定的治疗要求，并根据患者的支付能力提供灵活的阶梯式收费标准。

辅助医疗服务提供者

许多辅助医疗服务提供者，如物理治疗师、语言病理学家和心理学家，在独立的门诊环境中运营。这些专业人员通常无须执照，并以独立诊室的形式运营。

法律要求的影响

由于医疗行业的高度监管，多个法律原则影响着门诊医疗服务的组织结构。其中，最重要的包括禁止公司从事医疗实践、自我推荐限制以及反回扣法（Anti-Kickback Statutes，AKS）。

公司化行医原则

许多州有某种形式的"禁止公司从事医疗实践"规定，其核心是禁止未持有医疗执照的个人或实体向公众提供医疗服务①。这一规定起源于20世纪上半叶，旨在防止外行干预专业判断，特别是在商业利润驱动下的干预。这些州在执行力度和例外情况上有所不同。在最严格的情况下，该禁令禁止普通商业公司甚至医院雇佣医生（美国健康律师协会，American Health Lawyers' Association，2020）。

这一禁令不适用于合法设立的专业公司，而是针对非持照人拥有和经营的实体。在大多数州，专业公司必须由持有医疗执照的个人完全拥有，且董事和管理人员也必须持有执照。一些州对医院、持牌诊所、非营利组织和政府运营的医疗机构雇佣医生有例外规定。

在禁止公司化行医的州，医疗业务中的非持照投资者开发了一种"管理服务组织（management services organization MSO）/友好型专业公司（friendly professional corporation，FPC）"模式。在这种模式下，MSO（由部分或全部非持照个人拥有）通过书面服务协议为医疗服务提供行政支持。MSO通常负责所有不需要医疗执照的事务，包括场地、设备、非专业员工、财务管理和账单收取等。服务协议明确规定，医疗公司拥有所有临床决策和医疗实践的控制权，包括雇佣医生、制定临床协议及签订医疗服务协议的权力。

这种模式让医生可以专注于医疗实践，同时将复杂的非临床事务交由经验丰富的管理人员处理。此外，它还为未持有执照的投资者提供了向医疗企业注资的途径。例如，大多数远程医疗企业和需要昂贵设备的专业诊所（如血管通路中心或肿瘤放射专科）都采用这一模式。该模式还能通过共享支持资源实现规模经济，同时维持各诊所对自身业务的控制。从这个角度来看，MSO/FPC模式类似于一种以服务协议为治理基础的合资模式，而非传统的有限责任公司等单一法律实体。

禁止公司化行医的规定对许多不同类型的门诊医疗服务产生了深远影响。

---

① Corporate Practice of Medicine Doctrine是美国医疗法律中用于维护医生执业独立性与患者权益的重要原则，规定医疗服务必须由具备执照的个人或专业实体来提供。它限制了普通商业公司提供医疗服务的行为，也防止医生成为纯粹的"企业雇员"被公司操控其临床判断。

例如，在禁止公司化行医的州，外行实体不得拥有急诊诊所。因此，任何涉及非持照投资者的急诊服务必须采用MSO/FPC模式。这些实体之间的服务协议通常规定，专业公司完全负责所有临床事务，而MSO提供支持服务，包括场地、员工、设备等。协议中可能还赋予MSO指定公司股权继任者的权利，以保护外部投资者的重大投资。

通常情况下，MSO还负责诊所的市场推广和品牌建设。但在广告宣传中需要极其谨慎，因为大多数州对医疗广告有严格规定。如果宣传内容暗示MSO提供医疗服务，可能会让MSO和专业公司承担法律风险。如果MSO被认为对医疗实践控制过多，可能会因非法从事医疗行为而被起诉，而医生也可能因不专业行为受到处罚，甚至面临协助和教唆非法医疗行为的指控。

公司化行医禁令还影响到医疗服务款项的处理方式。在禁止公司从事医疗实践的州，医疗服务的付款必须支付给专业公司，而不是管理服务组织（MSO），因为专业公司是提供医疗服务的实体。管理公司通常可以访问专业公司的运营账户，以履行其服务职责，包括工资管理和应付账款管理，但只能以服务费用的形式提取相应的资金。大多数管理服务协议规定，如果收入不足以支付专业费用（如临床医生的薪酬）和管理费用，则管理费将在必要时延期支付。

禁令对几乎所有类型的门诊医疗服务都产生了影响。例如，在这些州，便利诊所不能直接由其所在的零售企业运营，而是即便在诊所仅由执业护士提供服务的情况下，也必须由专业公司所有并由零售企业或第三方管理。此外，禁令还使与责任医疗组织（accountable care organization，ACO）或医疗基金会等实体的合作变得复杂，因为医生必须以独立法人实体的形式参与，而不能直接受雇于这些机构。

自我转诊限制

《斯塔克法案》明确禁止医生将患者推荐至与自己（或其直系亲属）有财务关系的机构进行指定医疗服务，并将服务费用计入医疗保险或其他联邦医疗项目。指定医疗服务包括临床实验室服务、物理治疗、职业治疗、语言病理学服务、影像学服务（如放射和其他影像检查）、放射治疗设备和用品、耐用医疗设备、肠外和肠内营养、假肢和矫形设备、家庭护理服务、门诊处方药，以及住院和门诊服务。需要注意的是，门诊手术并不属于指定医疗服务，这使得医生能够投资于门诊手术中心。然而，住院和门诊医疗服务都属于指定医疗服务，因此，只要涉及医院和其医疗团队中的医生的任何门诊业务或财务关系，都需要进行《斯塔克法案》的合规性分析。

财务关系可以是所有权利益或补偿关系，包括间接和直接关系。违反《斯塔克法案》可能导致超额支付和退款要求、《虚假索赔法》责任、因故意违反而导致的项目排除、每项服务最高罚款15 000美元和/或对每项被视为规避规则的安排处以100 000美元的民事罚款，以及向联邦医疗保健计划收取的金额的三倍损害赔偿。

需要特别注意的是，违反《斯塔克法案》并不需要证明意图。任何违法行为，无论是无心之举还是有意为之，只要不符合《斯塔克法案》的除外条款，都将被视为违法。

由于财务关系可以是所有权关系，也可以是补偿关系，几乎所有涉及医生并为医疗保险或其他联邦医疗项目收费的门诊医疗服务都必须以《斯塔克法案》为依据进行结构设计。任何医生或医生群体与医院或其他提供指定医疗服务的机构之间的服务关系，都需要对双方的补偿关系进行合规性分析。《斯塔克法案》中与医院和医生最为相关的除外条款包括个人服务安排、场地与设备租赁，以及门诊辅助服务。这些除外条款均包含必须满足的具体要求，以确保不违反《斯塔克法案》。例如，任何与医院门诊部门的医生服务关系，例如担任医学主管职位，都需要符合个人服务除外条款的规定。

个人服务除外条款

根据《斯塔克法案》的个人服务除外条款，如果满足以下所有条件，则个人服务安排不构成财务关系：

（1）每项诊疗方案必须以书面形式记录，并由双方签署，明确规定涵盖的服务内容。

（2）该方案需涵盖由医生（或医生的直系家庭成员）提供的所有服务。只要能够做到各项安排在文件中相互引用，或参照同一份由机构维护的总目录制定（该目录必须可供卫生与公众服务部审查），同时保持历史记录完整，即可视为符合要求。医生或家庭成员可以通过他们雇佣的员工、完全拥有的实体或临时雇佣医生（如第§411.351节所定义，常规医生无须是医疗团体的成员）提供服务。

（3）所提供的服务总量不得超过安排的合理业务需要。

（4）每项方案的期限至少为一年。如在此期限内因任何原因终止，双方不得在原始安排期限的第一年内执行相同或实质相同的安排。

（5）方案执行期间的补偿金额需事先确定，不得超过公平市场价值，且不得根据双方之间的转诊或其他业务的数量或价值来确定（除非属于规定范围内的医生激励计划）。

（6）提供的服务不得涉及任何违反联邦或州法律的商业安排或其他活动的咨询或推广。

租赁场地和设备除外条款

同样地，医生与医院之间的任何租赁协议都需要参照《斯塔克法案》的空间租赁除外条款，例如医生在医院拥有的医疗办公大楼中开展业务。租赁除外条款规定，如果租赁安排符合以下要求，则租户向出租方支付的办公空间使用费不构成被禁止的财务关系：

（1）租赁安排应以书面形式列出，由双方签署，并明确说明所涵盖的场所。

（2）租赁安排的期限至少为一年。

（3）所租赁的空间不应超过合法商业目的和合理的业务需要，且仅供租户使用，不得与出租方共享。

（4）租赁安排期限内的租金应提前确定，并符合公平市场价值。

（5）租赁期限内的租金不应以任何方式根据双方之间的转诊或其他业务的数量或价值来确定。

（6）即使租户和出租人之间没有任何转诊关系，该业务安排在商业上也是合理的。

《斯塔克法案》中设备租赁的除外条款与空间租赁的除外条款类似：设备租赁必须以书面形式列出，由双方签署，租期至少为一年，租金必须提前确定，并与公平市场价值一致。

《斯塔克法案》中关于补偿的除外条款，取决于补偿金额是否符合公平市场价值。因为如果支付的服务费用或场地、设备租赁费用符合公平市场价值，则支付的任何部分都不会被视为患者推荐的报酬，从而确保双方关系是真实合法的。在涉及《斯塔克法案》的情况下，通常需要独立的第三方评估专家对补偿金额或租赁费率进行验证，以确认其符合公平市场价值。

门诊辅助服务除外条款

相较于对报酬关系的限制，《斯塔克法案》中禁止医生将病人转诊至自己有所有权的机构这一规定，对机构结构的影响更为关键。任何包括自有实验室、影像服务，或提供物理治疗、职业治疗的门诊诊所，都必须注意《斯塔克法案》及其关于"门诊辅助服务除外条款"的要求。

门诊辅助服务除外条款的适用条件

根据《斯塔克法案》的门诊辅助服务除外条款，在满足某些条件的情况下，医生可以将患者推荐至其所在诊所或联合执业团队（group practice）的诊所进行指定医疗服务。这些条件包括监督、账单以及场所三项要求。此外，这些条件的适用前提是推荐医生所属的团体符合《斯塔克法案》中"联合执业团队"的定义。

监督要求。根据监督要求，指定医疗服务必须由以下人员之一亲自提供：

（1）推荐医生本人；

（2）推荐医生所在医疗团体的其他医生；

（3）或由推荐医生或同属该医疗团体的另一名在医生监督下开展业务的人员。

负责监督的医生可以是该团体的所有者、雇员或独立承包商。例如，如果服务由诊所辅助人员提供，而这些人员由诊所聘用的医生监督，医生即可推荐患者至诊所内部提供指定医疗服务。此监督必须符合适用的医疗保险账单和支付规则中规定的监督级别。

计费要求。根据账单要求，指定医疗服务必须由以下机构之一进行账单处理：

（1）负责监督的医生；

（2）负责监督的医生所在的医疗团体；

（3）或由该医疗团体全资拥有的实体。

场所要求。根据场所要求，指定医疗服务必须在以下地点提供：

（1）与医疗团体办公室位于同一建筑内；

（2）或医疗团体的集中场所。

为了符合辅助服务除外条款，门诊医疗服务必须符合《斯塔克法案》定义的"医疗团体"标准。根据《斯塔克法案》，医疗团体实践的其他要求包括：每位团体医生必须使用共享的办公空间、设施、设备和人员，提供医生常规提供的"几乎所有范围的患者护理服务"，包括医疗护理、咨询、诊断和治疗。这被称为"几乎全体测试"（substantially all test），要求团体所有者和雇员至少有75%的总患者护理服务通过团体实践提供，并通过医疗团体名义提交账单。《斯塔克法案》将患者护理服务定义为不仅包括直接的患者治疗，还包括执行与管理相关的任务。

示例： 假设某医生团体有3名所有者，其中一人每周100%的时间以团体形式提供服务，另外两人分别提供10%的服务。此外，集团还雇佣了10名医生，这些医生每周平均90%的时间通过该团体提供医疗服务。

计算如下：

（1）2名提供10%服务的所有者：20%；

（2）1名提供100%服务的所有者：100%；

（3）10名提供90%服务的雇员医生：900%。

总服务量为1 020%，均摊到13名医生的平均服务比例为78.46%，超过了75%的门槛，达到"几乎全体测试"门槛。

根据《斯塔克法案》，医生团体还需满足"患者接诊测试"（patient-encounters test）。此测试要求团体成员（即合伙人或雇员）亲自进行至少75%的患者接诊。一次接诊是指任何形式的医生检查或治疗，按人头计数，无论时间长短。

为说明患者接诊测试如何运作，考虑以下场景：

示例： 某医疗团体的3名所有者合计平均每周共处理100次接诊（其中两名所有者不接诊）。团体雇佣的3名医生每周平均共处理150次接诊。另有3名独立兼职医生，他们每周平均共处理150次患者接诊。

计算如下：

（1）团体成员接诊量：100（所有者）＋150（雇员）＝250；

（2）总接诊量：150（独立兼职医生）＋100（所有者）＋150（雇员）＝400。

成员接诊比例为62.5%，低于75%的门槛，因此该团体不符合《斯塔克法案》中"联合执业团队"的定义。

《斯塔克法案》规定的另一要素是，医疗团体必须是"统一业务实体"，具备集中决策机制，费用与收入共享，同时不得设置独立运作的分支机构。此外，团体内任何医生都不得直接或间接因推荐患者而获得相应的补偿，除非是有明确规定的绩效奖金。

判断某门诊设置是否需遵守《斯塔克法案》时，可应用以下决策树：

（1）是否涉及医生？

（2）是否提供需向医疗保险或其他联邦医疗项目计费的服务？

（3）是否涉及指定健康服务（如影像、实验室、物理治疗等）？

若上述三个问题的答案均为"是"，则需进一步检查是否符合联合执业团队的定义；若任一问题的答案为"否"（即不会有医生转诊、不会向联邦医疗保健计划计费，或没有指定的健康服务），则无须进行后续分析。进一步增加门诊执业结构复杂性的是，并非所有州的自我转诊法律都与联邦的斯塔克法案完全一致。例如，有些州的规定适用于不同类型的辅助服务，或者对"医生在自己执业机构内提供的服务"有不同的定义。

反回扣法

《斯塔克法案》禁止医生自我转诊，联邦反回扣法则禁止任何人在涉及向医疗保险或其他联邦医疗计划报销的服务中，为了引荐业务而支付或接受任何形式的报酬。因此，即使没有医生参与或不涉及指定健康服务，反回扣法仍可能适用。这两部法规均旨在维护医疗保险计划的完整性，但其侧重点和适用范围有所不同。

反回扣法规定，任何个人或机构如果明知且有意地提供、支付、索取或接受报酬，以换取或诱导病人转诊以获得Medicare或其他联邦医疗项目的报销，将面临刑事处罚。在理论上，门诊医疗服务机构向其所有者支付的与其所有权相关的报酬（包括机构提供的附属服务收入）可能被视为医生为机构推荐患者而获得的回扣。由于反回扣法是刑事法规，必须证明存在故意行为才能认定为违规。

反回扣法提供了若干安全条款（safe harbors）。这些安全条款类似于除外条款，但与《斯塔克法案》的除外条款运作方式有所不同。根据《斯塔克法案》，如果某项操作未满足适用除外条款的所有条件，则构成违规。而在反回扣法中，安全条款为各类安排设定了最低标准，满足这些标准即可避免因涉嫌回扣行为而被起诉。然而，即便未完全满足安全条款的所有条件，也并不一定意味着违反回扣法。认定违规仍需证明存在故意支付或接受回扣的行为。

反回扣法的安全条款之一适用于对团体医疗实践的投资。该条款允许所有者从团体医疗实践中获得投资回报（如股息收入），但需满足以下条件：

（1）团体医疗实践中的股权必须由在集团内执业的持照医疗专业人士持有。

（2）股权必须集中在团体内部，而非分布于某个子部门。

（3）该团体必须符合《斯塔克法案》中对"联合执业团队"的定义。

（4）辅助服务的收入必须来自符合《斯塔克法案》中定义的"院内辅助服务"。

值得注意的是，反回扣法中对团体医疗实践投资的安全条款直接引用了《斯塔克法案》中对"联合执业团队"和"院内辅助服务"的定义。

反回扣法还提供了针对个人服务的安全条款，其内容在许多方面与《斯塔克法案》中对个人服务的除外条款类似。根据个人服务安全条款的规定，若满足以下七项标准，由委托方（如门诊医疗服务机构）向代理方（如医生）支付的报酬不被视为回扣：

（1）委托协议需以书面形式制定并由双方签署。

（2）委托协议需涵盖代理方在协议期内向委托方提供的所有服务，并具体说明服务内容。

（3）如果委托协议规定代理方以周期性、偶尔或兼职形式提供服务，协议需明确规定服务间隔的时间表、具体时长及精确费用。

（4）协议期限不得少于一年。

（5）协议期内支付给代理方的总报酬需预先设定，与公平市场价值相符，并且不得根据双方之间因医疗保险或其他联邦医疗计划支付的业务所产生的业务数量或价值来决定。

（6）协议中规定的服务不得涉及任何违反联邦或州法律的商业安排或其他活动。

（7）协议约定的服务总量不得超过合理必要的服务范围，即必须符合合理的商业目的。

通过设置这些安全条款，反回扣法在打击违规行为的同时，也为符合条件的合法业务安排提供了明确的合规指引。

门诊医疗服务与其他实体的整合

与许多其他国家采用政府资助或政府运营的医疗体系不同，美国的医疗体系本质上是市场化和碎片化的。然而，越来越多的医疗系统正在关注整合式医疗或协调照护，以提高效率并改善患者结局。诸如责任医疗组织和以患者为中心的医疗之家（patient-centered medical home，PCMH）等模式，旨在协调不同提供者（包括医院、医生和其他医疗服务提供者）之间的服务内容，但这些模式的构建仍然受制于州和联邦法律。

责任医疗组织

责任医疗组织（Accountable Care Organizations，ACO）于2010年通过《平价医疗法案》（*Affordable Care Act*）被引入。ACO是一种医疗服务交付模式，其中一群医生、医院和其他医疗提供者共同合作，协调为医疗保险计划的参与者提供的护理服务。ACO中的成员同意对质量、成本和护理协调共同负责，并且有一致的激励机制，面向特定患者群体提供服务。ACO沿用原Medicare项目的按服务收费（fee-for-service）支付方式，但通过提供财务激励，鼓励参与方控制医疗成本。

《平价医疗法案》下的ACO仅限于为传统按服务收费的医疗保险参保人提供服务。然而，许多私人医疗保险公司也采用了这一模式，通常被称为

"商业ACO"，这类模式通常通过健康维护组织或优选提供者组织（preferred provider organization，PPO）计划提供。商业ACO通常通过分级网络或窄网络的方式来控制成本：要么与期望获得病人流量的服务提供方谈判，获取更优惠的价格；要么排除那些被认为费用较高的服务提供者。

以患者为中心的医疗之家

以患者为中心的医疗之家（Patient-Centered Medical Home，PCMH）是一种基于患者与特定提供者之间直接关系的初级医疗模式，旨在通过协调多个医疗专业人员的团队来提供全面的护理服务。医疗之家负责满足每个患者的大部分身体和心理健康护理需求，包括预防、健康管理、急性护理和慢性护理。提供全面护理的团队包括医生、高级实践护士、护士、药剂师、营养师、社会工作者和护理协调员。这个团队可能是单一实践的一部分，也可能是跨多个实践设置的协作团队。

参与ACO和PCMH的门诊医疗服务机构仍需遵守之前描述的法律要求：在实行公司化医疗实践的州，门诊实践必须作为独立的专业组织进行组织；《斯塔克法案》影响门诊实践提供附属服务（如实验室或影像服务）的能力，并影响与医院和其他指定健康服务提供者之间的财务关系；《反回扣法》影响门诊实践与其有转诊关系的第三方之间的财务关系。

随着交付模式的发展，旨在通过增加提供者之间的协调来改善成本和质量，所有这些模式均涉及门诊医疗服务。尽管这些实体具有一定的新颖性，它们仍需遵守联邦和州法律的规定，以确保其组织和结构的合规性。

结论

门诊实践是美国医疗服务提供的基石。其法律组织形式取决于多个因素，包括所提供的服务、所有权以及适用于它们的法律和支付者要求。此外，由于美国采用联邦法律体系，大多数门诊医疗服务机构必须同时遵守州法和联邦法的要求。州法律管理法律组织和执照，而作为美国最大支付者的联邦医疗保险计划，则规定了门诊医疗服务机构的结构以及它们之间的协调方式。

讨论问题

1. 门诊实践常见的法律实体结构有哪些？选择结构时需要考虑哪些因素？

2. 假设你是一个新门诊医疗服务的经理，其中一位医生询问是否安装 CT扫描仪以转诊患者做影像检查。你应该参考哪部法律来了解进一步的行动步骤？

3. 描述《反回扣法》安全条款定义中有关投资于团体医疗实践的四项测试。解释这些测试与联合执业团队的相关性。

4. 描述《斯塔克法案》的基本原则，以及它可能对门诊医疗服务的影响。

参考文献

American Health Lawyers' Association. (2020). *Corporate practice of medicine: A 50 state survey* (2nd ed.).

第四章

质量、安全性与患者体验

1. 解释改善医疗质量、安全性和患者体验的国家政策与倡导举措。

2. 识别门诊医疗服务中旨在提升质量、安全性与体验的组织结构和流程。

3. 描述在绩效改进项目中为促进循证干预措施的应用而设计的工具和策略。

4. 理解患者体验在医疗质量评估中的角色。

关键术语

- 医学研究所（Institute of Medicine，IOM）

- 结局（outcomes）

- Donabedian模型（Donabedian model）

- 门诊敏感性病症（ambulatory care sensitive conditions，ACSCs）

- 患者报告的结果指标（patient-reported outcome measures，PROMs）

- 潜在条件（latent conditions）

- 三重目标（triple aim）

- 旅程图（journey map）

- 流程改进（process improvement）

引言

高效的门诊医疗服务，需要管理者具备理解并优先推动医疗质量、安全性和患者体验持续改进的能力。正如美国医疗研究与质量署（AHRQ，2018）所指出："提供安全且高质量的门诊医疗需要复杂的信息管理和跨多个场景的医疗协调。"门诊医疗服务的异质性特性使得衡量、监控和改进这些关键要素面临独特的挑战。因此，管理者必须不仅掌握相关主题的知识，还需要熟悉能够支持质量、安全性和患者体验改进的工具。

质量

美国医学研究所（Institute of Medicine，IOM，1990）将医疗质量定义为：
"在符合当前专业知识水平的情况下，医疗服务在多大程度上能够提高个人和
群体实现预期健康结果的可能性"。图4.1展示了IOM定义的六个质量领域。

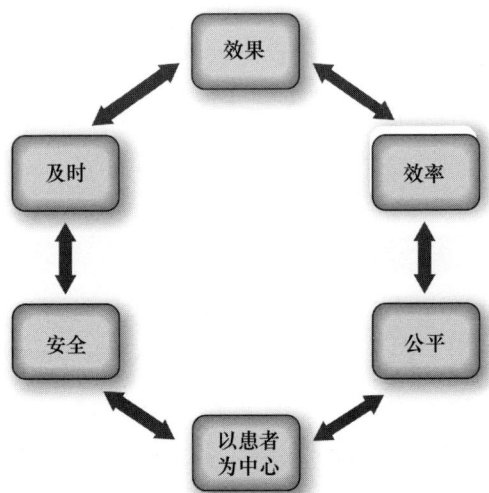

图4.1　质量领域

资料来源：Adapted from the Institute of Medicine. (2001). *Crossing the quality chasm: A new health system for the 21st century*. National Academies Press.

随着时间的推移，医疗质量的定义不断演变（资料4.1）。结合科学与技
术的发展，不同的指标使得对门诊医疗服务质量的探究更加深入复杂。美国
对质量的识别与改进努力始于20世纪初。被视为患者结果研究先驱的波士顿
外科医生欧内斯特·科德曼（Dr. Ernest Codman），致力于解决医疗服务中缺
乏结果测量和监控的问题。在20世纪10年代，科德曼通过系统化的努力，追
踪患者在治疗后的康复情况，并记录其结局。这些努力最终促成了"终末结
局医院"（end result hospital）的成立。科德曼还按错误类型对医疗失误进行
了分类和统计。

资料4.1　医疗质量与安全领域的先驱

- 19世纪60年代：克拉拉·巴顿（Clara Barton）提倡通过改善卫生条件来提高医疗结果。

- 20世纪初：伊丽莎白·布莱克威尔（Elizabeth Blackwell）认识到性别差异对治疗效果的影响。

- 20世纪前10年：欧内斯特·科德曼追踪患者以监控和分析医疗结果。

- 20世纪30年代：沃尔特·休哈特（Walter Shewhart）提出数据受到其背景影响的观点，发展了休哈特循环（Shewhart Cycle），后被称为"计划-执行-研究-行动"（PDSA）循环。

- 20世纪50年代：爱德华·戴明（Edward Deming）倡导理解和控制医疗质量中的变异。

- 1966年：阿维迪斯·多纳比迪安（Avedis Donabedian）提出医疗质量模型，在过程、结构的基础上增加对结果的分析。

- 1967年：阿尔万·费因斯坦（Alvan Feinstein）聚焦临床推理的作用，并识别影响推理的偏见，推进临床判断的概念。

- 1972年：阿奇·科克伦（Archie Cochrane）指出许多传统被认为有效的医疗实践缺乏随机对照试验（RCT）支持。

- 1973年：约翰·文恩伯格（John Wennberg）记录了医生在医疗实践中的巨大差异。

- 20世纪80年代：戴维·埃迪（David Eddy）描述了临床推理中的错误和证据的缺口，推动了循证医学（evidence-based medicine, EBM）概念的发展。

- 20世纪80年代：兰德公司（RAND Corporation）研究人员发现，医生执行的大量程序即使由本专业的专家进行评估，也被认为是不适当的。

- 1986年：约瑟夫·朱兰（Joseph Juran）引入了质量三部曲（也被称为"Juran三部曲"），包括质量规划、质量控制和质量改进，并推动了帕累托原则在质量改进中的应用。

- 2000年：詹姆斯·里森（James Reason）提出潜在条件与导致医疗安全问题的主动性失误的区别。

如今，我们对医疗错误发生时进行透明化公开的过程已经十分熟悉。而这一概念的奠基人是科德曼（Codman）。他在年度报告中公开发表评估结果，让"患者能够自行判断医疗服务的质量和结果"（Neuhauser，2002）。科德曼的努力促成了医院最低标准（minimum standard for hospitals）的制定，这是一份一页纸的检查清单，规定了医院应遵守的基本要求。1917年，美国外科医师学会（American College of Surgeons，ACS）开始对医院进行基本质量标准的检查，并在接下来的几十年间不断扩展。

1951年，美国外科医师学会与美国医师学会（American College of Physicians）、美国医院协会（American Hospital Association）、美国医学协会（American Medical Association）及加拿大医学会（Canadian Medical Association）合作成立了医院认证联合委员会（Joint Commission on Accreditation of Hospitals，JCAH）（The Joint Commission，2020）。这一认证组织的成立确立了医疗质量的标准化方法。当时，该组织仅对医院进行认证，这也与其名称相符。获得JCAH认证的医院，被认为达到了参与联邦项目（如医疗保险）的最低"质量"标准。因此医院通常通过展示其认证状态，以表明自身医疗服务的"质量"。此后，这一认证组织逐渐扩展认证范围，先更名为医疗机构评审联合委员会（The Joint Commission on Accreditation of Healthcare Organizations，JCAHO），后于2007年更名为联合委员会（The Joint Commission，TJC）。

针对门诊医疗服务的质量，联合委员会推出了专门的门诊医疗保健认证项目（Ambulatory Health Care Accreditation Program）。此外，致力于门诊医疗服务的专业协会于1979年成立了门诊医疗保健认证协会（Accreditation Association for Ambulatory Health Care，AAAHC）。这些认证组织以及随后成立的其他机构，为符合或超过关键质量标准的门诊医疗服务提供认证和认可服务。

DONABEDIAN模型：扩展知识

Donabedian提出了三个主要因素，它们共同构成了医疗质量：结构、过程和结果。以下是每个元素在门诊环境中的详细信息：

结构指所有描述医疗服务提供背景的方面，包括提供服务的场所、提供者、人员以及相关技术。例如，在一个门诊手术中心，由受训的外科医生以及熟练护理和支持人员提供的手术服务，与在普通诊所由非专业支持人员提供的服务在结构上显然不同。此外，结构还包括人口特征（如人口统计和地理特性），这些特征可能最终影响某一区域的医疗基础设施建设。结构性要素通常易于观察。

过程涵盖了医疗服务提供中的所有操作，包括行政职责、临床工作以及患者需履行的相关任务（如遵循药物使用说明）。流程既可以是技术性的（做什么以及如何做），也可以是人际互动性的（行为方式或与他人的协作）。Donabedian（2003）认为，测量流程可以很好地反映医疗质量。例如，如果门诊实验室出现了血样标本错位的问题，导致检测结果被记录在错误患者的病历中，那么这一流程包含了多个步骤：从患者注册、血液检测开单，与采血员的沟通，到标本管的贴标程序，以及最终将检测结果录入并传递给开单医生的过程。任何流程中的一个步骤，甚至多个环节，都可能导致问题。尽管流程可以被观察，但只有全面识别和理解每一步，才能为改善质量奠定基础。

结果，是指医疗的"效果"，包括对单个患者、患者群体或整个社区的影响。结果可以通过发病率和死亡率、生活质量或功能状态等因素进行衡量，也可以包括患者体验。在 Donabedian 提出的三要素中，结果的测量和改进在关注度上落后于结构和过程。这种滞后有多种原因：Donabedian 指出，重要的是识别结构和过程与结果之间的联系。要识别观察到的结果与具体因素之间的联系，需要一个严谨的数据驱动流程来建立因果关系。如果缺乏资源或数据，可能无法生成有实际意义的发现，从而阻碍改进过程的尝试。定义有效且可靠的结果测量标准也面临挑战，需要高质量的数据来源、对测量标准的共识，以及明确的证据证明该测量标准具有足够的敏感性和特异性。

Donabedian 模型

认证是医疗机构验证其符合质量标准的一种方式，但早期对质量标准的关注主要集中在医疗服务的结构和过程上。1966年，Avedis Donabedian博士引入了质量的第三个组成部分——结果。他撰写的文章《评估医疗服务质量》（*Evaluating the Quality of Medical Care*）成为奠定质量框架的经典之作，并沿用至今。

Donabedian博士认为，可以通过结构、流程和结果三个视角来评估医疗服务质量（Donabedian，2005）。他将医疗质量的形成归结于两个因素："医疗科学与技术的水平"和"科学技术在实际医疗实践中的应用"（Donabedian，2003）。他将质量视为这两个因素的"产物"。Donabedian提出的质量维度包括：疗效（efficacy）、有效性（effectiveness）、效率（efficiency）、最优性（optimality）、可接受性（acceptability）、正当性（legitimacy）和公平性（equity）（Donabedian，2003；参见边栏"Donabedian模型"以了解更多详细信息）。

到20世纪90年代中期，随着认证组织（如联合委员会和AAAHC）将结果和其他绩效衡量数据纳入评估过程，对质量的关注逐步转向那些与良好健康结果相关的标准。这种转变符合Donabedian模型的发展趋势。进展的评估一方面看其在一系列国家基准指标上的表现，另一方面看其在自我识别出的薄弱环节上的改进情况。

门诊医疗服务通过认证流程、内部改进举措以及精益思维等技术持续推动质量提升（详见边栏"门诊实践中的精益思维"）。

门诊医疗机构中的精益思维

精益思维（lean thinking）源自丰田生产系统（Toyota production system，TPS），最初是为改善丰田在日本的汽车制造流程而创建的。该模式在当时与美国的汽车制造方式形成鲜明对比。在美国，汽车沿着生产线依次推进，直到最终下线，然后由质检团队检查成品是否存在缺陷。然而，这种质量改进方式往往为时已晚，错过了纠正问题的最佳时机，同时报废成品的成本也过于高昂。因此，当时在美国生产和销售的汽车质量往往不够稳定。

相比之下，TPS从最终目标出发，首先明确所期望的结果。管理层随后制定明确的规格标准，并据此设计制造流程。整个生产过程经过精心"结构化"，确保合适的人员、技能和零部件都能在正确的时间和地点发挥作用。所有"流程"均依据达成目标所需的规格进行调整和优化。与传统的事后检测不同，TPS的真正优势在于在每个生产环节中内嵌质量控制，并赋予员工"叫停生产线"的权力，以便在发现偏差时及时纠正。通过这种方法，制造流程仅保留真正有价值的步骤，以确保最终产品始终保持高质量。

自20世纪90年代初以来，门诊医疗机构以及许多其他医疗行业领域开始采用TPS，以提高医疗服务的质量和效率。TPS的核心原则包括减少无价值的工作（Muda），解决运营中的不均衡（Mura），以及尽量减少设备或员工的过度负担（Muri）。其最终目标是设计一套能够稳定交付预期结果的高效流程。

质量衡量

门诊医疗服务中的每次接诊都是提供高质量医疗服务的机会，相关改进措施必须全面且可持续。通过建立、监控和报告循证的质量衡量标准，可以确保每位患者都能获得高质量的医疗服务。PROMs和ACSCs是两种在门诊场景中设定和监控指标的例子，旨在改善医疗质量。

患者报告的结果指标（patient-reported outcome measures，PROMs）

生活质量是衡量患者医疗服务效果的重要指标，但难以量化和测量。1948年，Karnofsky及其团队提出了一种从0（"死亡"）到100（"正常"）的量表，用于衡量患者在接受化疗后的生存能力。该量表被称为Karnofsky性能指数（Karnofsky performance index）。在该量表引入之后，相继出现了许多关于健康状态的患者问卷。一些问卷详细描述了疾病的影响；另一些则关注于身体功能或能力。然而，大多数工具，无论其具体内容如何，都仍然由医生代患者填写，直到21世纪初才有所改变。

20世纪前10年，美国食品药品监督管理局（FDA）将PROMs作为临床试验的一部分，推动了患者声音在衡量医疗质量中的重要地位（FDA，

2009），并将其作为质量的一个关键标志。FDA将PROMs定义为"任何直接由患者报告的健康状态，不经过临床医生或其他人的解读"。FDA进一步解释道："结果可以用绝对值来衡量（例如，症状的严重程度、疾病的体征或状态）或与之前测量相比的变化来衡量。"

如今，PROMs和患者报告的体验指标（patient-reported experience measures，PREMs）已成为门诊医疗服务中至关重要的质量衡量标准。由于门诊是患者在重大治疗事件前后经常出现的地点，PROMs和PREMs调查表已成为常见工具。在门诊实践中，管理者可能需要确定使用哪种调查工具以及如何最好地分发和管理这些工具，以在提供大量信息的同时避免干扰高效的护理过程。技术手段的应用可以将问卷整合到临床登记流程中，并通过算法根据患者的具体治疗定制调查工具。例如，如果患者在多学科门诊预约神经科医生，则当患者被安排见神经科医生时，会触发针对神经科的PROMs调查。调查工具还可以针对特定的人口、病症、治疗或其他需要了解患者观点的测量进行调整。该领域的研究提供了基于证据的调查结果，这些结果可以与同行进行比较，以获得更深入的洞察。无论具体细节如何，门诊都是听取患者对医疗质量评价和意见的绝佳场景。PROMs和PREMs可以增强门诊实践改进质量的能力。

门诊敏感性疾病（*ambulatory care sensitive conditions，ACSCs*）

门诊医疗服务的质量改进工作数据还可以从住院病房的数据中获取。早在20世纪90年代，研究人员认识到，患者的治疗结果不仅仅受到对其病情治疗本身的影响，还与其他因素相关（Billings，1993）。ACSCs是指"通过良好的门诊诊疗有可能避免住院，或者通过早期干预可以预防并发症或疾病恶化的情况"（AHRQ，2001）。这些疾病（又称"可避免住院疾病"）为衡量医疗服务质量提供了重要参考，因为它们理论上可以在门诊医疗服务中得到妥善管理。例如，对于哮喘、高血压或糖尿病等门诊敏感性疾病的住院情况进行追踪，可以帮助评估这些病症是否在门诊护理阶段得到了有效治疗。表4.1列出了门诊敏感性疾病的示例。

表 4.1　门诊敏感性疾病

慢性病（CHRONIC CONDITIONS）	急性病（ACUTE CONDITIONS）
糖尿病短期并发症	糖尿病长期并发症
控制不良的糖尿病	下肢截肢
慢性阻塞性肺疾病（COPD）	哮喘
高血压	心力衰竭
细菌性肺炎	尿路感染
蜂窝组织炎	压疮
脱水	

资料来源：CMS Measures Inventory Tool. (2021, February 1). *Hospitalization for ambulatory care sensitive conditions*. https://cmit.cms.gov/CMIT_public/ReportMeasure?measureRevisionId＝933.

　　世界卫生组织（WHO）将门诊敏感性疾病视为衡量国家医疗系统绩效的重要标志："门诊个性化健康服务的成功提供，即在门诊中为个体提供急性病治疗和预防性健康护理，是大多数发展中国家医疗系统绩效的最重要贡献因素"（Berman，2000）。如果门诊医疗服务未能有效应对这些疾病，患者可能需要前往医院接受治疗。这种影响间接反映了门诊服务的可及性或有效性，或者两者兼而有之（Sarmento，2020）。美国医疗保险和医疗补助服务中心（CMS）利用门诊敏感性疾病来衡量医疗质量改进的机会（表4.2）。CMS追踪门诊敏感性住院和急诊就诊的情况。由于这些数据反映了门诊医疗服务的质量，领导者可以考虑与医院或医疗系统合作伙伴、政府、保险公司或其他利益相关方合作，收集、监控和评估有关门诊敏感性疾病的数据。

表 4.2　2019 年门诊医疗敏感住院和急诊就诊的风险标化率

	10TH百分值（高效）	50TH百分值	90TH百分值（低效）	90TH百分值与10TH百分值比率
门诊敏感性疾病住院	35.1	48.9	66.6	1.9
门诊敏感性疾病急诊	62.4	98.6	150.0	2.4

资料来源：Medicare Payment Advisory Commission. (2021, March). *Report to Congress: Medicare payment policy* (p.114). http://medpac.gov/docs/default-source/reports/mar21_medpac_report_to_the_congress_sec.pdf.

注：风险标准化比率以每1 000名按服务付费（FFS）受益人计算；数据来源为2019年Medicare FFS索赔数据。

　　如果患者能够在门诊环境中得到有效管理，就可以避免高成本、不必要的住院治疗。因此，这些数据正逐渐成为医疗行业关注的核心焦点。

质量报告

随着对医疗质量的关注程度不断提高，美国最大的医疗服务购买方——联邦和州政府以及保险公司——陆续推出了涉及质量报告的项目。例如，联邦政府推出了一系列基于价值的支付计划，旨在"通过激励性付款，奖励为Medicare受益人提供高质量诊疗的医疗服务提供者。"（CMS）。在这些联邦项目中，评估门诊医疗质量的方式多种多样。《质量支付计划》（Quality Payment Program，QPP）每年测量200多项质量指标，医疗服务提供者可以从以下类别中选择：效率、结果、患者参与体验、患者报告的结果（PRO）、过程以及结构。表4.3展示了QPP的部分质量指标，这些指标需要每年报告。QPP针对参与Medicare计划的医疗服务提供者，但这只是门诊医疗服务众多报告渠道中的一个。在边栏"质量测量"中，可以了解到一位参与质量报告的医生领导者的经验。随着技术的进步，追踪和报告指标的机会也在不断增加。预计未来质量指标的报告会进一步增长，因为医疗支付方（如保险公司）和消费者（如患者）对利用这些数据来评估医疗结果的认识将逐步增强。

门诊医疗服务需要具备以下能力：设定质量目标、对照目标监控绩效，以及持续在已确定的质量维度上改进。这些能力构成了提供高质量医疗服务的基础。

表4.3　政府质量支付计划中的部分衡量指标

质量指标	描述
预立医疗计划（ADVANCE CARE PLAN）	65岁及以上患者中，已在医疗记录中记录预立医疗计划或代理决策人，或记录了已讨论过预立医疗计划但患者未愿意或无法指定代理决策人或提供预立医疗计划的患者百分比
咽炎的适当检测（APPROPRIATE TESTING FOR PHARYNGITIS）	3岁及以上患者中，诊断为咽炎并接受了抗生素发放和A组链球菌测试的就诊百分比
乳腺癌筛查（BREAST CANCER SCREENING）	50～74岁女性中，在测量期结束前27个月内进行乳腺癌筛查（乳房X光检查）的女性百分比
宫颈癌筛查（CERVICAL CANCER SCREENING）	21～64岁女性中，符合以下任一标准的宫颈癌筛查情况：21～64岁女性在过去3年内进行了宫颈细胞学检查，或30～64岁女性在过去5年内进行了宫颈人乳头状瘤病毒（HPV）检测

续表

质量指标	描述
关闭转诊循环：接收专家报告（CLOSING THE REFERRAL LOOP：RECEIPT OF SPECIALIST REPORT）	有转诊的患者（无论年龄大小），其转诊提供者是否接收到患者被转诊到的专家提供的报告的百分比
结直肠癌筛查（COLORECTAL CANCER SCREENING）	50～75岁患者中，进行适当结直肠癌筛查的患者百分比
控制高血压（CONTROLLING HIGH BLOOD PRESSURE）	18～85岁患者中，在测量期内诊断为高血压的患者，并且在测量期内最近一次血压得到充分控制（<140/90 mmHg）的百分比
医疗记录中的当前药物文档（DOCUMENTATION OF CURRENT MEDICATIONS IN THE MEDICAL RECORD）	18岁及以上患者中，符合条件的专业人员或临床医师是否在就诊当天使用所有可用资源记录了当前药物清单的就诊百分比
跌倒：未来跌倒风险筛查（FALLS：SCREENING FOR FUTURE FALL RISK）	65岁及以上患者中，在测量期内进行未来跌倒风险筛查的患者百分比
功能性结果评估（FUNCTIONAL OUTCOME ASSESSMENT）	18岁及以上患者中，是否在就诊当天使用标准化功能性结果评估工具进行当前功能性结果评估，并基于识别的功能性结果缺陷制订护理计划的就诊百分比
青少年免疫接种（IMMUNIZATIONS FOR ADOLESCENTS）	13岁青少年中，接种了1剂脑膜炎球菌疫苗（A、C、W、Y群）和1剂破伤风、白喉、无细胞百日咳（Tdap）疫苗，并在13岁生日之前完成了HPV疫苗系列的百分比
哮喘患者的药物管理（MEDICATION MANAGEMENT FOR PEOPLE WITH ASTHMA）	5～64岁患者中，在表现期内被诊断为持续性哮喘并且获得适当药物治疗，且在至少75%的治疗期内持续使用这些药物的患者百分比
老年人肺炎球菌疫苗接种状况（PNEUMOCOCCAL VACCINATION STATUS FOR OLDER ADULTS）	65岁及以上患者中，曾接种过肺炎链球菌疫苗的患者百分比
预防保健和筛查：体重指数（BMI）筛查和跟踪计划［PREVENTIVE CARE AND SCREENING：BODY MASS INDEX (BMI) SCREENING AND FOLLOW-UP PLAN］	18岁及以上患者中，在当前就诊期间或过去12个月内记录了BMI，并且如果最近的BMI超出正常范围，已记录跟踪计划的患者百分比
65至85岁女性骨质疏松筛查（SCREENING FOR OSTEOPOROSIS FOR WOMEN AGED 65～85 YEARS OF AGE）	65～85岁女性中，接受过中心双能X射线吸收测量法（DEXA）检查骨质疏松症的女性百分比

资料来源：Quality Payment Program. (n.d.). 2021 quality measures. *Traditional MIPS*. https://qpp.cms.gov/mips/explore-measures?tab＝qualityMeasures&py＝2021.

质量测量：门诊医疗服务的复杂性

作者：Manoj Jain，MD，MPH

埃默里大学罗林斯公共卫生学院卫生政策与管理系　兼职教授

当我担任田纳西州质量改进组织的医疗主任时，美国医疗保险和医疗补助服务中心在20世纪90年代初试行了一项门诊心力衰竭管理的质量改进流程。我充满了热情和信心，因为我曾成功帮助医院改善住院环境下的心力衰竭质量指标。我们的倡议包括跟踪门诊质量指标（Butleret al.，2003），例如患者病历中的超声心动图报告，以及为左心室收缩功能不全患者开具血管紧张素转换酶抑制剂或血管紧张素Ⅱ受体阻滞剂的处方。

然而，我很快发现，在门诊环境中跟踪和监控质量与住院质量测量大不相同。经过几个月的努力，我们仅招募到少数几家诊所参与试点。由于多种原因，医生们几乎没有动力来合作。首先，医生们本能地对信息获取持谨慎态度。为什么一家门诊诊所要与政府承包商合作进行病历审核，以确定是否进行了超声心动图检查或是否开具了心脏处方？其次，我们遇到了医生们对不按照标准指标执行的后果的担忧。即使是同意参与的少数诊所，医生们也要求我们保证不会因表现不佳而对他们进行惩罚。再次，整个评价过程本身就是一项耗时的任务。尝试找到超声心动图报告并提取药物数据是一项复杂且要求很高的工作，增加了诊所的运营成本。最后，诊所的员工本已过度劳累，通常拒绝花时间参与不直接涉及患者照护的活动。最让人头疼的是，不同诊所在记录和管理数据方面的差异极大，这使得数据采集和分析变得更加复杂。最终结果甚至比测量活动更令人担忧。当最终结果显示质量指标表现较差时，大多数医生将问题归咎于流程问题。他们辩解说，超声心动图和药物处方其实已经完成，但要么没有正确记录，要么记录的位置不符合测量要求。在试点结束时，每个人都在相互指责，而没有人真正承担起改善质量的责任。

现在情况有所不同。CMS改变了让医生参与的策略，包括调整与我所在诊所的互动方式。每年，我们的诊所管理员都会通过电子系统向联邦政府提交有关流感疫苗接种的数据，这是我们参与QPP的一部分。作为医生，我确保我们准确、及时地提交这些数据，否则我们将面临经济处罚。将支付与质量挂钩，在促使从业者接受并遵守门诊环境中的质量改进流程方面起到了至关重要的作用。同样重要的是，电子记录减少了手动查找和报告数据的烦琐工作量。

尽管如此，我认为门诊质量测量和改进仍未达到理想状态。对包括我在内的许多医生来说，质量测量依然是一项"打勾任务"。我们更多是为了避免经济处罚，而非发自内心地认同或接受这些流程。

为了让质量改进在门诊环境中发挥更大的价值，它需要一个高度组织化、以团队为基础的方法。改进工作应该吸引关键利益相关者的参与，包括患者以及护理团队的其他成员，比如导诊和护士。

当门诊服务达到这种理想的组织化水平时，我们将能够实现真正的整合与协调。这一天虽然尚需时日，但我坚信它会到来。作为一名质量改进的倡导者，我很庆幸过去那种苦苦劝说医生参与质量报告的日子已经过去，但我也期待有一天，质量能够成为门诊实践日常诊疗中不可分割的一部分。

安全性

1999年，IOM发布了标志性报告《孰能无错：构建更安全的医疗系统》（*To Err is Human: Building a Safer Health System*）。该报告由IOM美国医疗质量委员会（Committee on Quality Health Care in America）编写，揭示了医疗错误导致每年44 000～98 000名患者死亡的事实（IOM Committee on Quality of Health Care in America，2000）。这一发现将人们的关注点引向了医疗质量中的一个关键但长期被忽视的部分——患者安全（Donaldson，2008）。

这份报告突出了医疗系统日益复杂的趋势，包括对门诊这一快速增长的领域的重视。医疗行业的复杂性被比作核电站、航空，甚至蹦极跳，而这些活动都被认为比医疗行业的风险更小。复杂的医疗环境在过去和现在都高度依赖于人力。报告的一个重要建议是,通过改善医疗系统来减少可预防的医疗错误。这一建议与过去对医疗过错的处理方式形成了鲜明对比。当时,医疗错误常被归因于个人能力不足,人们通常选择惩罚相关人员,而忽视了引发错误的系统性和流程性问题。IOM的报告倡导了一种新的方法,要求在组织层面,对预防、识别并减轻人类错误造成的危害承担起责任。

受IOM报告的影响,患者安全被视为医疗质量中一个不可或缺的独立部分。医疗机构开始应用Donabedian模型中的结构、过程和结果概念,系统地评估错误,确定其原因,并重新设计护理流程,以消除错误源头,防止错误重复发生,并在错误发生时检测并减轻对患者的伤害[图4.2展示了从Donabedian模型演化而来的患者安全系统工程倡议模型(SEIPS)2.0]。

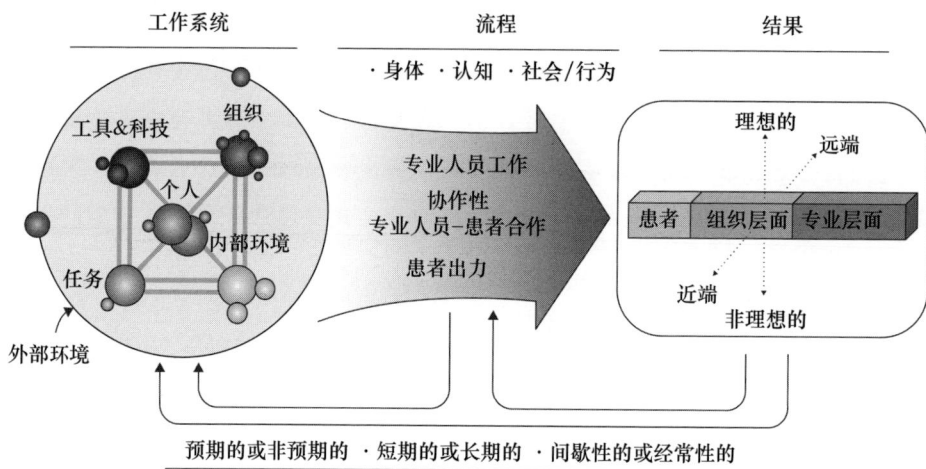

图4.2 患者安全系统工程倡议模型2.0

资料来源:Holden, R. J., Carayon, P., Gurses, A. P., Hoonakker, P., Hundt, A. S., Ozok, A. A., & Rivera-Rodriguez, A. J. (2013). SEIPS 2.0: A human factors framework for studying and improving the work of healthcare professionals and patients. *Ergonomics, 56*(11), 1669-1686. https://doi.org/10.1080/00140139.2013.838643.

研究员詹姆斯·里森(James Reason,1997)进一步推动了安全研究,他提出了一种区分活动性失误和潜在条件的方法。Reason将人类错误比喻为冰山,活动性失误是错误中可见的一部分(如冰山顶部),但还有隐藏在水下的潜在条件,它们更危险且意义深远。

活动性失误是错误发生的具体点(例如错误的药物被使用),而潜在条件则是导致该失误的多重因素。举例来说，护士给患者使用了错误的药物，这是一个活动性失误，可能导致严重的事件。但这一错误可能源于一系列复杂的潜在条件，例如人员配置不足、沟通失败、流程设计不合理、监督不力以及信息交接的缺失等。

IOM的《孰能无错》报告指出，仅关注具体的错误事件（例如重新培训、辅导或解雇护士）可能不会减少错误的发生。相反，发生此错误的门诊服务机构应系统地审查整个药物管理流程，从最初药物采购开始，到护士将药物发放给患者服用的那一刻。Reason强调"我们无法改变人类的本性，但可以改变人们工作的条件"（Reason，1997）。

门诊环境的多样性既给患者安全带来了挑战，也影响了相关研究的推进。据研究，门诊实践中的安全问题可能未被充分报告（Kumar and Nash，2021）。门诊环境中的患者安全问题可能涉及患者身份误识别、漏诊或误诊（包括未能跟进异常检查结果）、未及时提供适当的治疗或预防服务、药物错误和药物不良反应、跌倒，以及无效的沟通和信息流动（ECRI研究所患者安全组织，2019；Sharma et al.，2021；Webster et al.，2008）。

这些错误的来源与发生地点同样复杂。原因要素可以分为人为因素和技术因素。人为因素可能来自认知错误和决策过程，例如"感知失败、启发式失败和决策偏差"（Webster et al.，2008）。技术因素包括缺乏对现有技术的访问、遵循过时的标准、缺乏适当培训的人员，或依赖手动且容易出错的系统和流程。在门诊环境中，导致质量和安全问题的因素可能非常基础和普遍，比如未能扫描并正确索引患者的检查结果、依赖患者记忆或关键职位空缺等。

为了在各种医疗环境中对患者安全进行统一管理，美国联合委员会于2002年设立了"全国患者安全目标"，并与一组患者安全专家小组合作，每年更新这些目标（TJC，2021）。这些目标涵盖多个医疗环境，包括门诊医疗服务。表4.4描述了2021年针对门诊医疗服务的全国患者安全目标。

门诊医疗服务的每一个环节都可能影响患者安全。从预约安排、实验室样本采集、信息记录到转诊流程，每一步都至关重要。无论环境如何，安全提供医疗服务是管理良好的门诊医疗服务的核心任务。

表4.4 国家患者安全目标——门诊医疗保健计划

目标	建议行动
提高患者身份识别准确性	• 在提供护理、治疗或服务时，至少使用两个患者身份标识
提高用药安全性	• 在围术期和其他程序环境中，为无菌场上下的所有药物、药物容器和其他溶液贴上标签 • 降低使用抗凝疗法对患者造成伤害的可能性 • 维护并传达准确的患者用药信息
降低医疗相关感染的风险	• 遵守美国CDC现行的手部卫生指南和/或世界卫生组织现行的手部卫生指南 • 建立程序前验证流程 • 标记手术部位 • 手术前会进行一次"术前暂停确认"

资料来源：The Joint Commission. (2020). *National patient safety goals effective January 2021 for the Ambulatory Health Care Program*. https://www.jointcommission.org/standards/national-patient-safety-goals/ambulatory-health-care-national-patient-safety-goals/.

患者体验

质量，就像美一样，在不同人眼中有不同的定义。尽管医疗质量指标多关注服务的结构、过程和结果，但患者可能对这些元素有着截然不同的看法。作为医疗服务的消费者，患者往往通过自己的体验来定义医疗质量。这一概念对于高效运作的门诊医疗实践而言至关重要，重要到足以构建一套独立的知识体系与资源体系予以支撑。

在关于医疗质量的论述中，Donabedian（1992）明确强调了患者的角色："应由患者的期望来设定可及性、便利性、舒适性或及时性的标准。"他还指出："技术性医疗质量的衡量标准不在于做了什么，而在于达成了什么……如果技术性医疗行为不符合患者的偏好，那么它就不能算是高质量的医疗。"

尽管Donabedian早在20世纪90年代就提出了患者在医疗质量中的核心地位，但直到21世纪，医疗领域的相关利益者才逐步确定如何将患者体验纳入门诊医疗服务的评估和改进中。

消费主义

与许多其他服务行业不同，医疗最初的设计并未聚焦于消费者的偏好。

尽管其目标始终是提供高质量的服务，但实现这一目标的方式——包括结构、过程和结果——却更多围绕提供者的需求和偏好展开。在许多医疗环境中，消费者——患者——往往处于被动地位。例如，在医院的重症监护病房（ICU）中，患者通常卧床，连接着各种设备，行动受限。而在门诊环境中，患者通常保持清醒、参与其中，并且能够观察医疗活动的每一步。事实上，患者对体验的评估在医生进入诊室之前就已开始。患者体验专家Susan Keane Baker（2009）将这些评估时刻称为"关键时刻"，即"患者决定你是否如你所言的那一刻"。

尽管Donabedian在20世纪90年代已经强调了患者的作用，但直到近20年后，患者体验才逐渐被视为医疗质量的重要组成部分。Don Berwick博士、Thomas Nolan和John Whittington通过提出"三重目标"，推动了对"患者体验"这一概念的关注。"三重目标"包括："同时追求改善诊疗体验、提升人群健康水平以及降低人均医疗成本"（Berwick，2009）。如图4.3所示，"三重目标"框架将"患者体验"定义为提高医疗质量和患者对服务过程满意度的结合，这是对医疗质量定义的进一步拓展。

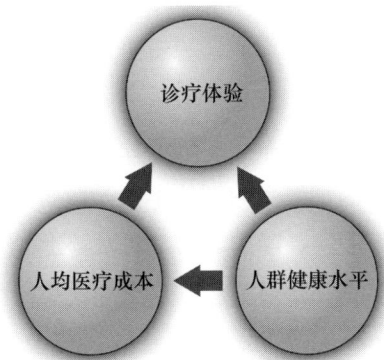

图4.3　医疗服务的三重目标

资料来源：Adapted from Berwick, D. M. (2009, May 19). What 'patient-centered' should mean: Confessions of an extremist. *Health Affairs, 28*(3/4), w555-w565. https://doi.org/10.1377/hlthaff.28.4.w555; Institute for Healthcare Improvement. (n.d.). *The IHI Triple Aim*. http://www.ihi.org/Engage/Initiatives/TripleAim/Pages/default.aspx.

随着患者体验的重要性日益提升，联邦政府于2007年开始通过《医院消费者评价医疗服务系统调查》（HCAHPS）将患者满意度与医院报销挂钩（CMS，2021）。此前，许多医疗机构将客户服务视为"可有可无"的内容，而CMS要求医院通过HCAHPS公开报告患者感知，赋予了患者在影响收入的质量指标中的话语权。

CMS进一步扩展了标准化调查的适用范围，包括门诊服务中的多个环节，例如CAHPS临床和团队调查、CAHPS门诊和手术中心调查以及CAHPS

家庭医疗调查（AHRQ，2019）。透明化的报告为消费者提供了一种标准化的方式来比较不同的提供者和服务，将更多选择权交到消费者手中。

期望

如今的患者期望医疗提供者的客户服务与其他行业（如餐饮、酒店、SPA和主题公园）一样优秀。他们要求服务便捷、可及、高效、透明，采用最先进的技术和最新的循证治疗方案，同时要体现尊重、礼貌和同理心。

消费者需求正以前所未有的力度影响医疗服务的提供方式。例如，快速发展的便捷诊所让患者可以在自己方便的时候就医，而不必受限于预约时间。这些诊所不仅出现在了传统的医疗办公楼内，也可以在零售店内被找到。如今，患者只需在手机上轻轻一点，就可以获得医疗服务。

满足患者的期望不仅是改善医疗服务质量的目标，更是重要的商业策略。研究表明，吸引新客户的成本是留住现有客户的5～25倍（Gallo，2014）。口碑推荐一直是门诊医疗服务成功的重要因素。

研究显示，不满意的客户会向11～25人讲述其经历（Hart et al.，1990；Wong and Perry，1991）。在今天的社交媒体和专门的在线评价平台上，消费者可以自由地对医生进行评分并发布评论。据BrightLocal（2020）的数据，近80%的美国消费者表示，他们对在线评论的信任程度与朋友的推荐相当。

设计

认识到患者体验的重要性是一回事，但改进它则完全是另一回事。门诊医疗服务该如何提升患者体验？

消费者对产品或服务的互动决定了他们的整体印象和关系。用户体验已在从银行业到主题公园、网站设计和零售等多个行业中得到研究和应用。通过一个包含启发、构思和实施的迭代过程，设计思维使服务提供者能够与消费者共情，创造在每一个接触点上都最为积极的体验（Brown，2008；Rowe，1987）。因此，若要真正实现以患者为中心的医疗服务，体验必须通过患者的参与设计，并聚焦于患者的偏好。

前CMS和医疗改进研究所（Institute for Healthcare Improvement）领导人

Berwick曾表示："'以患者为中心'是医疗质量的一个独立维度，不仅仅是因为它与其他目标（如安全性和有效性）的联系。将它适当地融入新的医疗服务设计中，将涉及一些根本性、陌生且具有颠覆性的权力转移——从服务提供方的手中转移到服务接受方的手中"（Berwick，2009）。

消费者的期望对医疗设计产生了重大影响，包括技术、流程和环境。例如，预约安排的方式已经发生了巨大变化。从前，患者需要在工作时间（通常是早上8点到下午5点）通过电话与门诊联系，由接线员与患者沟通其症状或主诉，然后试图确定一个双方都能接受的预约时间。在一些诊所，这一过程只能在患者提交医疗记录并收到预约确认之后进行。

从消费者的角度来看，这种传统方法存在许多问题：

（1）患者可能没有或不知道如何获取自己的医疗记录，或无法及时取回，从而延误了评估阶段。重要的是，这个时间或努力没有赔偿——只有当患者被看诊时才会支付费用，而不是在是否应被看诊的评估阶段支付。

（2）患者不理解记录评估的原因，例如，预约的选择标准是什么？

（3）患者可能在工作，无法在传统办公时间内拨打电话，尤其是在涉及隐私的医疗预约问题上。

（4）接待人员在电话中必须先寻找空闲时间，然后才能向来电者提供选项。

（5）来电者必须检查自己的日程安排，接受或拒绝预约，这可能会导致多次来回沟通。

（6）预约通常是在数周后，这可能因患者或医生的日程变更或患者病情加重而需要重新安排。

（7）接待人员经常被患者、医生或其他电话打断，进一步拖延了预约流程的完成时间。

患者希望可以掌控他们的时间。他们期望高效且方便地根据自己的情况进行预约。考虑到这些期望，门诊医疗服务在设计预约流程时作出了如下调整：

（1）延长接收电话的工作时间。

（2）减少或取消预约前的医疗记录审查流程。

（3）增加外呼沟通流程，当收到推荐、指示或预防保健建议时，主动联系患者（例如，诊所拨打电话或发送短信给患者，对医生建议的检查或治疗进行提醒和告知）。

（4）部署多渠道沟通策略，简化语音、文本、聊天和安全电子消息的流程。

（5）推出在线预约平台，让患者能够自主选择并安排预约时间，在他们方便的时候完成操作。

这些策略不仅对患者有利，对诊所本身也有益处，例如降低运营成本、提高患者出席率、提升员工士气，并促进患者的留存。

设计思维彻底改变了患者的就医体验，而"旅程图"通常是设计理想患者体验的第一步。旅程图是一种可视化的过程，用于展现患者从发现就医需求开始，到每个就诊环节的体验，包括就诊后的后续流程，如转诊、检查单开具、护理转移等。即便患者已经被转至其他机构，医疗流程中的交接环节依然和吸引新患者初次就诊同样重要。

旅程图通过检视患者在整个过程中触及的每个环节，分析患者的情绪、需求和期望，并与实际体验进行对比，以发现改进机会。图4.4展示了门诊医疗服务中的旅程图框架，帮助利益相关者识别影响患者决策的各个因素。类似于质量与安全的改进，可以运用"结构、过程和结果"的框架来寻找优化机会。

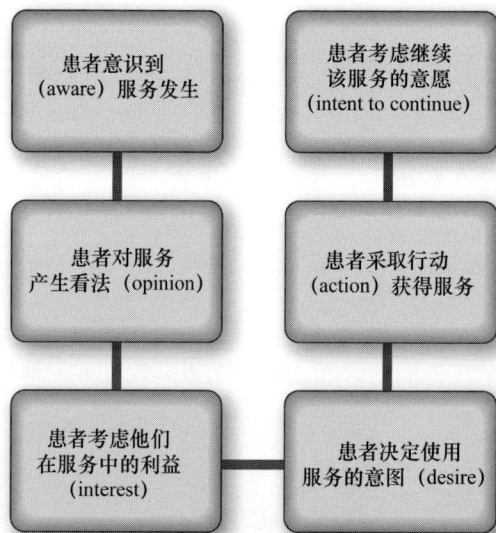

图4.4 患者旅程阶段

优秀的门诊医疗服务体验不仅能带来患者的忠诚度，还能形成积极的口碑传播。创造始终如一的积极患者体验是设计的结果，而非偶然。这一过程始于对患者整个就医旅程的深入理解，并通过设立标准确保不同人员和部门间服务的一致性。强有力的领导力对于患者体验至关重要。正如门诊医疗服务质量的其他方面一样，患者体验不是单一事件，而是一项持续的任务，需要系统化的规划和执行。

深入探讨物理环境

认知科学家和工程师唐纳德·诺曼（Donald Norman）开创了以用户为中心的设计理念，他提出了许多关键概念，旨在通过优化系统、流程和产品设计来预防人为错误。在他的著作《日常事务的设计》（*The Design of Everyday Things*，1988）中，诺曼讨论了以下用户中心设计原则：①让事物的界面和概念框架清晰可见；②简化任务以减少记忆、规划和问题解决的需求；③使用"可操作性提示"（提示用户如何操作设备或系统）；④运用"限制性功能"（通过设计使错误操作变得困难）。这些原则在当今的医疗流程和技术设计中高度相关，帮助最小化错误的发生，同时提升用户体验（Norman，1988）。物理环境对患者的体验至关重要。虽然美观性能够创造良好的第一印象，但功能性同样重要，有助于提高设施的使用便利性。从最基本的层面来说，在设计患者护理环境时，应充分考虑患者的感官体验。

视觉：图形设计、照明以及空间的利用对患者的印象有显著影响。除了指示牌之外，还可以考虑使用视觉提示来引导患者。例如，颜色或形状可以代替数字或名字来帮助导航。例如，在一个综合专科诊所中，妇女健康相关科室如泌尿妇科、生殖内分泌科和母胎医学科可能会因使用过长的名称而使患者困惑。通过使用颜色或形状标识，可以显著改善导诊体验。此外，保持整洁和无杂乱的环境传递出专业性，并有助于建立信任感。

声音：嘈杂的噪声，包括谈话声、电话铃声、关门声等，可能会导致患者感到紧张、困惑甚至不知所措，从而提高患者的压力水平。由于保密性在医疗环境中至关重要，因此必须注意声音的传播，并采取措施保护隐私。

气味：患者通常对气味较为敏感，尤其是在身体不适时。保持环境清洁能够有效减少建筑内的异味。此外，员工也应注意避免带有食物气味或使用浓烈香水，以免对患者造成不适。

物理环境的设计为门诊实践提供了改善患者体验的机会。

理想的门诊诊室设计

作者：Michelle Ossmann, PhD, MSN, Assoc. AIA

Herman Miller Healthcare

知识与创新部门主管

门诊实践的设计对于提供安全、高质量的医疗服务至关重要。诊室的物理布局作为门诊环境中医疗服务的核心场所，不仅能够为患者和家属提供积极的体验，还能为临床医生及团队成员创造高效、有效的工作环境。实现成功的医疗结果需要为患者、家属、医务人员和其他工作人员提供支持。为达成安全、质量和体验目标，高效的门诊实践应在诊室建设中融入以下五大设计原则。

安全性：感染控制和易于清洁性是基础要求，不能在设计中妥协。设计需优先考虑诊室入口及诊疗过程中便捷的洗手功能，这是关键考量之一。常见医疗用品（如锐器容器、纸巾、手套及垃圾桶）的合理集成有助于严格执行清洁和安全规范。此外，通过使用圆角表面和坚固带扶手的患者及家属座椅，能够有效减少意外伤害的发生。

患者隐私：维护患者隐私和身体隐私是医疗体验的标志，诊室设计对此起着重要支持作用。设计重点在于在门半开状态下"隐藏"检查床（或椅子），这是不可忽略的设计要素。同时，房间的隔音性能至关重要，确保患者信息的私密性。邻近工作区的设计也需支持信息隐私及团队沟通需求，避免因信息泄露而影响患者信任。

沟通：诊室是医患建立信任关系的场所，无论是例行检查、体检还是咨询。设计需注重营造支持信任的空间，可将其视为一个"信任之圈"，其中每个人都能享有平等的视野和透明度，包括数字与纸质信息展示。信息本身在诊室内扮演重要角色，因此需要特别关注如何呈现和传递。例如，可通过双屏显示器支持远程参与者参与诊疗，或与患者及家属共同查看电子病历数据，从而提升沟通效率。

家属参与：患者的健康往往涉及家属、照护者及其他支持者的参与。诊室应提供足够的空间以接纳患者的支持者，设计要素包括储物空间、带靠垫的长椅、附加侧椅，以及允许支持者能够靠近患者的布局。这不仅能改善患者体验，还能增强支持者在诊疗过程中的参与感。

运营灵活性：诊室设计需以临床医生的效率为核心，同时具备适应性以避免设计过时。诊室可为新增的团队成员（如导诊员）提供空间，例如增加一个可移动的工作表面，用于书写或使用技术设备。此外，诊室设计需预留灵活空间，以便随着功能、专业领域或检查类型的变化进行调整。工具和用品应易于访问，其中经常使用的物品可展示于开放架或隔间中，非经常使用的物品则安排在抽屉或轨道中。

图4.5展示了诊室设计的关键考量因素。请参考资料4.2中的设计元素检查清单，评估门诊实践中的诊室设计。在为管理良好的门诊实践建设诊室时，设计不能孤立进行。流程和政策需与环境设计协同运作，共同提升患者体验。

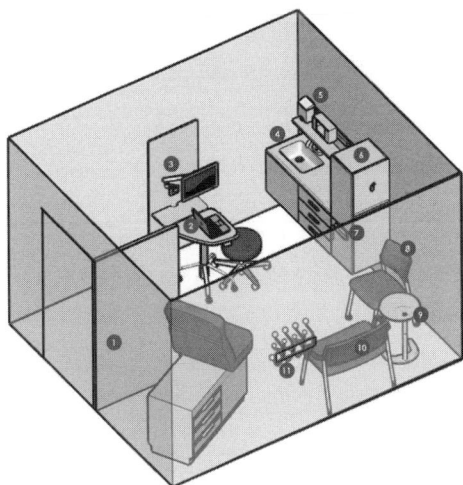

1. 反向门开合设计，当门稍微打开时可以隐藏检查台。
2. 高度可调的移动桌子，配有键盘使用的显示器和/或笔记本电脑，以优化医生与患者/家属之间的视线。
3. 可调臂上的显示器，支持虚拟访问和面对面信息共享。
4. 洗手设施应位于医生的自然路径或位置。
5. 扶手或架子减少杂乱，避免水槽溅水。
6. 旋转式架子减少患者/家属接触临床工具的机会，减少杂乱。
7. 地面以下的集成废物容器，方便清洁。
8. 患者/家属座椅应面向门，并能轻松看到医生/显示器。椅子结实但可移动。
9. 患者/家属工作台面便于记录笔记和使用设备。
10. 更宽的座椅以适应较大体型的人群和/或父母与孩子，座椅应靠近检查台提供支撑。
11. 方便患者/家属放置物品的空间。

图4.5　诊室设计的关键考虑因素

资料来源：Michelle Ossmann and Jolene DeJong (Herman Miller Healthcare).

资料 4.2　诊室设计的主要考量清单

安全

　　患者和家属

	感染预防	
		便于清洁——选择符合EPA（美国环境保护署）标准的可擦拭材料；易于清洁的设计
		洗手——易于接触水槽和无水洗手选项
	预防伤害——圆角和圆边；带扶手的座椅；可调节高度设计	
	信息共享——视频和面对面；设计时应确保医生、患者和家属之间的视线保持在同一水平线上	

　　医生

	感染预防	
		便于清洁——选择符合EPA（美国环境保护署）标准的可擦拭材料；易于清洁的设计
		洗手——易于接触水槽和无水洗手选项
		废物处理——易于接触的垃圾桶和床单
	受伤预防	
		人体工程学设计——高度可调的检查台面和文书区域
		预防攻击型患者——诊室的入口和出口布局应当特别注意，确保医护人员安全
		针刺和其他伤害——锐器容器的摆放位置

体验

　　患者和家属

	信息共享	
		信任圈——确保所有人处于同一水平线上，以促进沟通，并考虑到患者的支持者可以清楚地看到并参与医疗过程
		信息共享——视频和面对面；可书写和放置物品的工作表面
		声学和视觉隐私——设计时应确保检查台在门开时被遮挡。此外，房间应具备良好的声音隔离效果
	物品存放	
		随身物品——提供存放衣服、包、钱包的地方，避免物品放在地上
		座椅——适合不同体型的人

医生

信息共享	
	信任圈——确保所有人处于同一水平线上，以促进沟通
	信息共享——视频和面对面；可书写和放置物品的工作表面
效率	
	电子病历系统——访问和引导，酌情与病人和家属共享屏幕
	检查台——有助于有效互动的位置和功能
	用品——经常使用的用品便于拿取；不常用的用品摆放整齐
	辅助人员——为护理小组提供座位和文件服务

资料来源：Michelle Ossmann and Jolene DeJong (Herman Miller Healthcare).

改进策略

为提升质量、安全性和患者体验，门诊机构需要制定清晰的战略，拥有能胜任的临床和行政领导，并采用循证方法。门诊领导的目标是确保利益相关方专注于改进护理流程，以消除或减少临床与行政错误，这已被证明能够改善患者结果、促进安全医疗服务并提升患者体验。为了实现这些目标，高效管理的门诊实践在制定改进策略时，会重点考虑愿景、数据、团队协作和可持续性。

愿景

制定改善患者质量、安全性和体验的战略愿景，需要领导者、临床医生和工作人员共同协作，明确目标并理解问题所在。领导者应以身作则，示范所需的行为，以赢得全体人员的支持。在愿景制定过程中，分享与质量、安全性和流程缺陷相关的且引人瞩目的案例尤为重要。

David Hutchens（2015）曾指出，讲故事是领导者影响、教育和激励他人的最强有力方式之一。通过讲故事，可以帮助人们理解（"我明白了，这很重要"）、达成一致（"我愿意，我们一起做"）并采取行动（"我们现在可以做些什么？"）。清晰、简洁且诚实的沟通对所有改进工作至关重要。门诊机构必须尽力在各级建立开放的沟通渠道。有效沟通的目标包括消除对提出问题的恐惧感、推动团队对绩效的责任感、提供准确及时的反馈、吸引所有相关利益相关方（包括患者），以及建立信任。《管理组织事故风险》一书的作者James Reason（1997）提出了"公正文化"（just culcure）的理念。他指出："公正文化营造了一种信任氛围，人们在其中被鼓励提供重要的安全相关信息，甚至因此获得奖励，同时明确界定了可接受和不可接受行为的界限。"

数据

在明确愿景或目标后，需要审查现有的服务指标以评估各维度的绩效。这一步骤要求对现有数据进行全面评估，提出如下关键问题：这些数据是否可靠且有效？数据能否清晰地呈现并向利益相关方解释？利益相关方是否相信这些数据？是否已为衡量标准设定目标或基准？如果使用基准，所选基准是否具有可比性（如相同专科、医疗服务类型等）？这些数据的报告频率如何，与谁共享？最后，工作人员，包括提供者，是否理解这些衡量标准与预期结果的关系，以及如何影响其绩效？

通过访问外部开发和测试的标准与数据，可以进一步推动工作改进。关键数据来源包括但不限于：美国医疗研究与质量局、《医疗提供者和系统消费者评估》门诊护理改进指南、《国家医疗质量和差异报告》（门诊部分）、国家质量论坛、国家质量保证委员会以及联合委员会。

许多门诊机构拥有自己的质量、安全性和患者体验衡量标准；这些标准可能来源于或改编自专业协会或专科学会的指南。最后，也可能存在基于支付方计划的数据，例如CMS的《门诊手术中心质量报告计划》。此外，这些数据还可能与机构参与的责任医疗组织、临床整合网络或其他相关实体有关。管理良好的门诊机构会抓住机会进行数据比较，并不断改进绩效。

高效的门诊机构会充分利用比较数据，收集有意义的绩效数据，设定预期绩效的目标，评估长期绩效的达成情况，优先处理需要关注的领域，并采取行动。

团队

确定优先领域后，门诊领导层或被委托负责改进工作的团队需采用基于团队的方法解决问题。门诊实践的复杂性决定了需要吸引多个利益相关方的参与；在大多数情况下，改进工作需要多人和多个流程的共同努力。

改进工作包括多个步骤。召集该领域的主题专家团队，成员通常来自内部人员。如果内部缺乏专业知识，或需要引入新观点，则可寻求外部支持。组建团队后，需向其提供现有数据。让团队审查数据，讨论绩效，并与改进工作领导者一起设定清晰的目标和改进时间表。在确定了团队、目标和时间表后，需要讨论将用于提升绩效的方法。领导者可在此阶段提供必要资源（如支持、专门的工作时间等）以及性能改进工具，以指导改进工作。

引入循证改进概念，例如Edwards Deming的PDSA模型、SBAR（situation-background-assessment-recommendation，情况–背景–评估–建议）和TeamSTEPPS（team strategies and tools to enhance performance and patient safety，团队策略与工具以提升绩效和患者安全），可有效推动改进。流程改进工具（图4.6）如

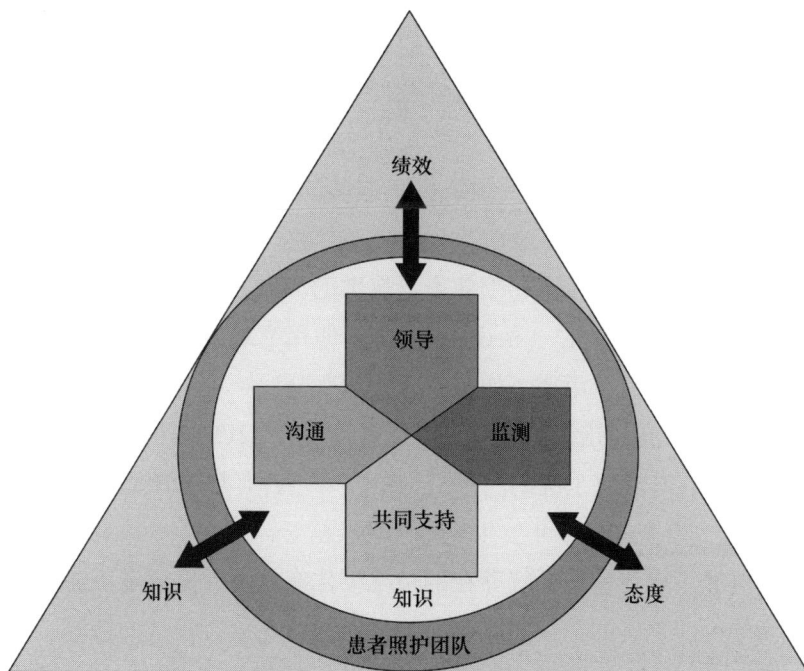

图4.6　提升绩效和患者安全的团队策略与工具

资料来源：Agency for Healthcare Research and Quality. (2021, February 20). TeamSTEPPS. https://www.ahrq.gov/teamstepps/index.html.

因果图、流程图、时间与动作研究以及其他数据收集活动，也能进一步支持
改进工作。这可能需要在团队开展改进旅程之前进行这些概念的培训，或者
引入外部资源以促进适当方法与工具的使用。

可持续性

在重新设计流程以提升质量、减少错误并改善实现目标的满意度时，领导
者应关注责任感（accountability）、完整性（integrity）和监测（monitoring），
即"AIM"（Bittle and Charache，2008）。要实现流程改进的可持续性，领导
层必须确保每个完整流程（如用药管理）以及流程的子环节（如录入用药医
嘱）均有明确的责任分配。

可持续改进的另一个关键因素是完整性。每个流程都必须被设计为能够
达成期望的结果。例如，在一些门诊实践中，未能及时处理和跟进异常化验
结果是一个重要问题。为解决这一问题，流程改进团队应设计一套正式流程，
用于监督、审核并在规定时间内对任何异常结果采取适当行动。从一开始就
设计以实现目标的流程被认为具有完整性——换言之，它能够如预期运行并
实现设定目标。

为了完成可持续绩效改进的构建，领导者必须确保存在合适的衡量指标
和监测系统。所选的衡量标准应具备与期望结果之间明确的因果关系。在门
诊环境中，事件发生率较高，因此衡量标准的类型尤为重要。例如，对于目
标为"零"的"杜绝事件"（never events），使用绝对数字或事件发生时间单
位可能更为合适，而使用率（如总患者中的百分比）可能无法充分反映问题
的严重性。尽管1%的错误率看似无须过多关注，但其影响很大程度上取决于
基数。例如，在某健康系统的门诊机构中，每年若有超过100万次患者就诊，
那么1%的错误率意味着每年发生1 000次错误。

衡量标准只有在监测系统存在的情况下才有意义。监测系统的设计应基
于流程偏差可能引发的错误的相对影响。对于潜在危害较高的情况，需要更
频繁的报告（如每日监测）。通过为各项流程，特别是高风险事件（即可能导
致较高危害的事件）建立明确的责任分工，确保流程设计具有完整性以达成
预期结果，并验证适当的衡量指标和监测机制，已被证明能够增强绩效改进

计划的可持续性（Bittle and Charache，2008）。

结论

高效的门诊机构会确保建立起基于循证的流程，将医疗质量、安全和患者体验置于一切工作的核心。实现这些目标的关键在于：领导层的承诺、清晰而有感染力的愿景、结构化和数据驱动的方法、一致的利益与激励机制，以及成熟工具和技术的有效应用。

讨论问题

1．为什么在门诊环境中定义、测量和确保质量是很大的挑战？

2．医疗机构认证在确保医疗质量和安全性方面起什么作用？

3．"医疗质量"和"患者安全"之间有何区别？

4．作为一名新上任的门诊管理者，你被要求建立一个质量和安全计划。请描述你会纳入的关键要素。这些要素与住院医疗环境相比可能有哪些不同？

5．漏诊或误诊是门诊环境中最值得关注的问题之一。解释为什么这对患者构成风险？为什么这种情况更有可能发生在门诊环境中？

6．什么是"以患者为中心的医疗"，这一概念与改善医疗质量和患者体验有何关系？

7．什么是患者体验？为什么它是"三重目标"的一部分？

8．持续改进在提高门诊质量、安全性和患者体验方面起什么作用？为什么这是一个必不可少的元素？

9．为什么可持续性如此重要？在门诊实践的质量改进计划中，有哪些方法可以确保可持续性？

10．在门诊医疗场景中，谁是开发、实施和监控质量、安全性和患者体验的关键参与者？简述你对每个角色的理解。

参考文献

Agency for Healthcare Research and Quality. (2001, October). *Guide to prevention quality indicators: Hospital admission for ambulatory care sensitive conditions.* Agency for Healthcare Research and Quality. https://www.ahrq.gov/downloads/pub/ahrqqi/pqiguide.pdf.

Agency for Healthcare Research and Quality. (2018, February). *Ambulatory care.* Agency for Healthcare Research and Quality. https://www.ahrq.gov/patient-safety/settings/ambulatory/tools.html.

Agency for Healthcare Research and Quality. (2019, August). *CAHPS patient experience surveys and guidance.* https://www.ahrq.gov/cahps/surveys-guidance/index.html.

Agency for Healthcare Research and Quality. (2021, February 20). *TeamSTEPPS.* Agency for Healthcare Research and Quality. https://www.ahrq.gov/teamstepps/index.html.

Baker, S. K. (2009). *Managing patient expectations: The art of finding and keeping loyal patients.* Jossey-Bass.

Berman, P. (2000). Organization of ambulatory care provision: A critical determinant of health system performance in developing countries. *Bulletin of the World Health Organization, 78*(6): 791-802.

Berwick, D. M. (2009, May 19). What 'patient-centered' should mean: Confessions of an extremist. *Health Affairs, 28*(3/4), w555-w565. https://doi.org/10.1377/hlthaff.28.4.w555.

Billings, J. Z. L. (1993). Impact of socioeconomic status on hospital use in New York City. *Health Affairs, 12*(1): 162-173. https://doi.org/10.1377/hlthaff.12.1.162.

Bittle, M. J., & Charache, P. (2008). Taking "AIM" at lasting change: Self-sustaining improvement in patient identification. In T. J. Commission (Ed.), *Implementing and sustaining improvement in health care* (pp. 119-126). Joint Commission Resources.

BrightLocal. (2020). *Local consumer review survey 2020.* https://www.brightlocal.com/research/local-consumer-review-survey.

Brown, T. (2008). Design thinking. *Harvard Business Review, 86*(6): 84-92.

Butler, J., Weingarten, J. P., Jr., Weddle, J. A., & Jain, M. K. (2003). Differences among hospitals in delivery of care for heart failure. *Journal for Healthcare Quality, 25*(3): 4-10, quiz 11, 39. https://doi.org/10.1111/j.1945-1474.2003.tb01052.x.

Centers for Disease Control and Prevention. (2010). *National ambulatory medical care survey.* https://www.cdc.gov/nchs/data/ahcd/namcs_summary/2010_namcs_web_tables.pdf.

Centers for Medicare and Medicaid Services. (2020). *CY 2021 Medicare hospital outpatient prospective payment system and ambulatory surgical center payment system final rule (CMS-1736-FC).* https://www.cms.gov/newsroom/fact-sheets/cy-2021-medicare-hospital-outpatientprospective-payment-system-and-ambulatory-surgical-center-0.

Centers for Medicare and Medicaid Services. (2021). *CMS measures inventory tool. Hospitalization for ambulatory care sensitive.* https://cmit.cms.gov/CMIT_public/ReportMeasure?measureRevisionId=933.

Dobson, J. L., & Jones, M. F. (2004, September/October). Making healthcare 'patient-centered': The centerpiece of quality improvement. *North Carolina Medical Journal, 65*(5): 295-297. https://doi.org/10.18043/ncm.65.5.295.

Donabedian, A. (1992). Quality assurance in health care: Consumers' role. *Quality in Health Care, 1*, 247-251. https://www.ncbi.nlm.nih.gov/pmc/articles/PMC1055035/pdf/qualhc00004-0035. pdf.

Donabedian, A. (2003). *An introduction to quality assurance in health care.* Oxford University Press.

Donabedian, A. (2005). Evaluating the quality of medical care. *The Milbank Quarterly, 83*(4): 691-729. https://doi.org/10.1111/j.1468-0009.2005.00397.x.

Donaldson, M. S. (2008). An overview of to err is human: Re-emphasizing the message of patient safety. In H. Rg (Ed.), *Patient safety and quality: An evidence-based handbook for nurses* (Chapter 3). Agency for Healthcare Research and Quality. https://www.ncbi.nlm.nih.gov/books/NBK2673/.

ECRI Institute Patient Safety Organization. (2019). *Safe ambulatory care. Strategies for patient safety & risk reduction.* https://assets.ecri.org/PDF/Deep-Dives/ECRI-PSO-DD-Ambulatory-Care-2019.pdf.

Federal Aviation Administration. (2009). *Risk management handbook. FAA-H-8083-2.* https://www.faa.gov/regulations_policies/handbooks_manuals/aviation/media/risk_management_hb_change_1.pdf.

Food and Drug Association. (2009). *Guidance for industry on patient-reported outcome measures: Use in medical product development to support labeling claims.*

Gallo, A. (2014). The value of keeping the right customers. *Harvard Business Review*, October 29.

Hart, W. L., Heskett, J. L., & Sasser, W. E., Jr. (1990). The profitable art of service recovery. *Harvard Business Review*, July-August: 148-156.

Hutchens, D. (2015). *Circle of the 9 muses: A storytelling field guide for innovators & meaning makers.* John Wiley & Sons.

Institute for Healthcare Improvement. (2021). *SBAR tool: Situation-background-assessment-recommendation.* http://www.ihi.org/resources/Pages/Tools/SBARToolkit.aspx.

Institute of Medicine (US) Committee on Quality of Health Care in America. (2000). *To err is human: Building a safer health system.* National Academies Press.

Institute of Medicine (US) Committee to Design a Strategy for Quality Review and Assurance in Medicare. (1990). *Medicare: A strategy for quality assurance.* Edited by K. N. Lohr. National

Academic Press.

Karnofsky, D. A., Abelmann, W. H., Craver, L. F., & Burchenal, J. H. (1948). The use of the nitrogen mustards in the palliative treatment of carcinoma—With particular reference to bronchogenic carcinoma. *Cancer, 1*(4): 634-656. https://doi.org/10.1002/1097-0142(194811)1:4 [634::AID- CNCR2820010410]3.0.CO;2-L.

Kumar, P. R., & Nash, D. B. (2021). Annotated bibliography: An update to "understanding ambulatory carepractices in the context of patient safety and quality improvement". *American Journal of Medical Quality, 36*(3), 185-196. https://doi.org/10.1177/1062860620938762.

Lewis, N. (2014, October 17). *A primer on defining the triple aim*. Institute for Healthcare Improvement. http://www.ihi.org/communities/blogs/a-primer-on-defining-the-triple-aim.

Neuhauser, D. (2002, March 1). Ernest Amory Codman MD. *Quality and Safety in Health Care, 11*, 104-105. https://doi.org/10.1136/qhc.11.1.104.

Norman, D. (1988). *The design of everyday things*. Basic Books.

Preidecker, P. (2019, November/December). Putting TEM on your safety team. *FAA Safety Briefing* (pp. 8-11). https://www.faa.gov/news/safety_briefing/2019/media/NovDec2019.pdf.

Reason, J. (1997). *Managing the risks of organizational accidents*. Ashgate Publishing.

Rowe, P. (1987). *Design thinking*. MIT Press.

Sarmento, J. R. (2020). Defining ambulatory care sensitive conditions for adults in Portugal. *BMC Health Services Research, 20*(1), 754. https://doi.org/10.1186/s12913-020-05620-9.

Sharma, A. E., Yang, J., Rosario, J. B., Hoskote, M., Rivadeneira, N. A., Council, S. R., & Sarkar, U. (2021, January). What safety events are reported for ambulatory care? Analysis of incident reports from a patient safety organization. *The Joint Commission Journal on Quality and Patient Safety, 47*(1): 5-14. https://doi.org/10.1016/j.jcjq.2020.08.010.

The Joint Commission. (2020). *The Joint Commission: Over a century of quality and safety*. https://www.jointcommission.org/about-us/facts-about-the-joint-commission/history-of-the-joint -commission/.

The W. Edwards Deming Institute. (2021, February 20). *PDSA cycle*. The W. Edwards Deming Institute. https://deming.org/explore/pdsa/.

Webster, J. S., King, H. B., Toomey, L. M., Salisbury, M. L., Powell, S. M., Craft, B., Baker, D. P., & Salas, E. (2008). Understanding quality and safety problems in the ambulatory environment: Seeking improvement with promising teamwork tools and strategies. In K. Henriksen (Ed.), *Advances in patient safety: New directions and alternative approaches* (Vol. 3: Performance and Tools). Agency for Healthcare Research and Quality. https://www.ncbi.nlm.nih.gov/books/NBK43683/.

Wong, S. M., & Perry, C. (1991). Customer service strategies in financial retailing. *International Journal of Bank Marketing, 9*(3): 11-16.

门 诊 运 营

引言

　　患者的就医旅程通常始于门诊环境。无论称为"医生诊室"（doctor's office）、"门诊诊所"（outpatient clinic）还是"医疗实践"（medical practice），门诊场景都涉及特定的临床和业务工作流程。在门诊机构中实现临床工作与业务运营的协同与整合，不仅能够确保患者获得最佳的医疗服务和体验，还能维护门诊实践的财务健康。

患者流程

在本章中，我们将回顾并讨论门诊运营的五个阶段，如图5.1所示：

（1）就诊前（pre-encounter）；

（2）到诊（arrival）；

（3）就诊（encounter）；

（4）诊后（post-encounter）；

（5）两次就诊间期（inter-encounter）。

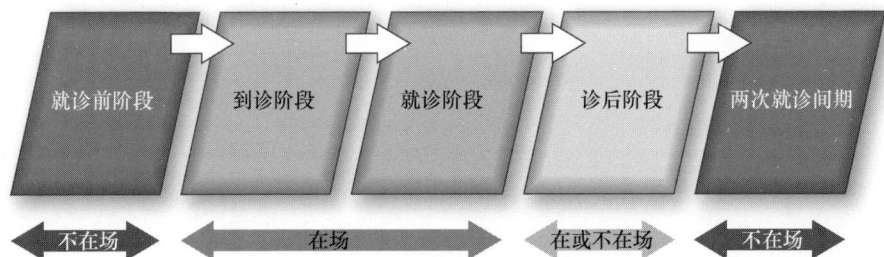

图5.1　门诊运营的阶段

阶段一：就诊前

顾名思义，就诊前阶段发生在患者实际就诊之前。该阶段涉及两项具体活动：①挂号；②预约。挂号的目的是确保患者的基本信息和保险信息录入 EHR 系统中，以便为患者创建正式的就诊记录。预约则是将患者的健康问题或需求与合适的临床医生、就诊时长及诊疗时间进行匹配。这两个活动统称为预约和挂号，有时也被合称为"预约挂号"（schedgistration）。

预约和挂号

患者可以通过电话、门户网站或其他通信方式联系门诊，也可以使用在线自助系统。不论使用何种方式，在患者被正式安排进入预约系统前，都需要完成挂号流程。首先且最重要的是确认患者身份。根据联合委员会的要求，其认证的医疗机构必须使用两种身份识别方式。TJC 将患者身份标识定义为

"直接关联到个人的信息，可以可靠地识别该个人为接受服务或治疗的对象"（TJC，2020a）。TJC接受的身份标识包括患者姓名、分配的标识号码、电话号码或其他特定的个人标识（TJC，2020b）。虽然具体的识别方式因门诊而异，但患者的姓名和出生日期通常是最常用的标识。采用一致的、系统化的方式进行患者识别是注册过程的关键，也是门诊患者安全和财务健康的基石。

在确认患者身份后，挂号流程继续，获取患者的基本信息和保险信息。这包括尚未收集的患者标识（如出生日期）、电话号码和地址等信息。

此外，还需收集保险信息，例如保险公司名称或健康计划以及相应的识别号码。这一过程也被称为财务清算（financial clearance），因为此时会收集相关细节，以确定医疗服务的支付方。此阶段的信息采集既可以非常简要，也可以较为详细，具体细节由门诊自行决定。

一旦完成了基本信息采集，预约过程就会开始，这包括匹配患者的预约时间、时长以及医生。此环节需要了解患者的健康问题或需求。例如，患者预约年度体检时，可能需要比处理耳痛问题的时间更长的预约时段。与注册类似，预约过程的复杂性取决于门诊的类型。

尽管挂号和预约在流程上相互关联，但具体顺序在不同的门诊实践中可能有所不同。在某些机构，简短的挂号注册优先于预约分诊发生，即先获取患者的基本信息（例如姓名、出生日期和保险类型），然后再询问患者的健康问题。接着，根据实际情况为患者选择预约时段。预约确认后，再完成注册的其他环节，例如获取完整的保险信息（包括团体和保险计划号码）、紧急联系人信息和转诊来源。通常，预约会在完整的信息采集前完成，先为患者锁定时段。如果先完成完整登记，却没有预约时间可用，将会浪费彼此的时间。在某些门诊机构，此过程分为与患者的两次独立互动：初次与患者进行简短登记和预约，然后通过第二次与患者联系，完成完整的挂号和分诊流程。

随着技术的进步，挂号流程的某些环节正在逐渐转向在线自助平台。这种异步沟通方式允许患者和医生之间更便捷地互动。一些门诊已经完全将基于电话的流程迁移到互联网在线平台；另一些门诊则根据患者是新患者还是现有患者而采用不同的流程。新患者（通常定义为过去3年内未接受过服务的患者）可能需要通过电话沟通预约事项。现有患者则可以在线完成整个过程，包括人口学信息、保险信息，甚至扩展到患者的病史收集。某些门诊还允许患者通过诊所现场的终端或平板电脑确认相关的关键数据，代替传统的口头提供信息方式。这些先进技术带来了诸多关键性便利，例如节约劳动力成本、提升患者便利性，以及提高数据准确性。

在完成挂号和预约流程后，通常会在后台进行一系列重要的工作流程：

（1）数据核验（data verification）。预约电话中收集的患者数据可能会在内部进行核验。这包括患者的住址和保险信息，这些数据通常可以通过手动或电子方式与数据库进行验证。例如，保险覆盖范围可能通过患者的保险公司确认，这一过程通常是电子化完成的，无须人工干预，被称为资格核验流程（eligibility process）。这一流程可能仅限于核验基本信息，也可能扩展至临床数据的审核。这取决于患者及医生的需求。例如，可能需要联系患者以收集更多的医疗信息，或者通过电子方式要求所有患者提供这些信息。核验的临床数据可能触发某些工作流程，例如提前开具实验室检查、影像学检查、治疗或其他医嘱，为患者到诊做好准备。

（2）预约分诊（appointment triage）。需要关注患者预约的临床原因。这包括审查患者陈述的健康问题，以确保预约时间、时长及所选医生的匹配性。这种形式的预约分诊通常发生在预约确认之后，但也有部分机构要求在确认预约前进行详细审查。

（3）健康的社会决定因素。认识到社会健康决定因素及其对患者需求的影响，一些门诊机构会在预约就诊阶段进行相关问题的询问。这些信息可能会引导患者选择适当的医生和预约时间，或帮助医生提供更个性化的医疗服务。

（4）升级处理流程（escalation protocols）。根据患者表达的某些临床问题，通常会有一套升级处理流程，以确保紧急或急性问题得到妥善处理。例如，如果患者表示有胸痛症状，可能会立即被转接给护士进行评估，或被建议立即挂断电话拨打911，或者直接前往最近的急诊室。在预约过程中，当患者描述健康问题并提到某些临床症状时，负责记录这些细节的人员可以立即采取行动帮助患者。

（5）患者联络（patient outreach）。患者预约后，通常会在就诊日前审查预约表。基于审查结果，医疗机构可能会主动联系患者完成额外工作。例如，可能根据患者病情的紧急程度重新安排预约日期。此外，注册信息可能会提醒工作人员与患者讨论其保险相关事宜。例如，某些保险类型可能要求患者在就诊前从其初级医生处获取转诊单。如果患者的保险计划与医生的合同范围不匹配（例如，患者持有 ABC 健康计划的保险，而预约的医生并非该保险的合作方），那么工作人员可能会联系患者，讨论相关的费用安排。这类财务问题可能会根据机构规模交由专门的员工团队与患者沟通。

（6）医嘱（orders）。可以利用技术根据患者的就诊原因自动触发相关操作。例如，如果患者预约了男性年度体检，EHR 系统中可能会生成相应的化验医嘱。患者随后可以前往实验室进行体检相关的常规血液检查，并在预约前将结果传达给医生。

（7）沟通平台（communication platform）。许多门诊机构拥有患者门户，用于患者与机构之间的安全通信。患者可以授权其家属或护理人员访问门户，以便轻松获取医疗记录（需要注意的是，访问健康记录涉及法律问题，在部署沟通平台之前，应审查并遵守相关法规）。门户功能因技术而异，但预报到环节是确保患者注册门户的理想时机。这一事项可以在预约过程中处理，也可以在预约确认后、患者到诊之前通过提醒的方式告知患者。门户允许异步通信，效率比传统的电话沟通方式更高。

（8）预约确认（appointment confirmation）。医疗机构可以通过门户、短信或电话向患者发送关于其即将到来的预约通知。这不仅可以确认预约的时间和日期，还可能包括患者需遵守的指示或预约的其他详细信息。

随着技术的进步，门诊对临床细节和患者财务健康的重视程度不断提高，尽力确保这些问题在患者到诊之前得到解决。

预约时间表

门诊运营的核心在于其预约时间表。预约时间表主要有三个作用：确保患者能够及时获得服务（有效分配需求）、优化工作流程（合理组织支持资源），以及容量管理（高效分配服务供给）。一个管理良好的门诊设置依赖于精心设计的预约流程，以确保资源得到高效利用，容量得以优化，以最大限度地满足患者需求，并且医生的时间得到充分有效的利用。

门诊患者的需求管理具有特殊性，因为这些需求往往不规则且难以预测。住院患者和养老院居民是静态存在，其需求可以根据各方的方便进行安排，而不需要考虑患者是否在场。而在门诊环境中，患者需求必须被积极预测和管理。通过为患者提供预约时段，门诊服务需求得到满足。患者被安排在特定时间到达并接受服务。因此，预约排班表就成为在门诊服务能力范围内，合理分配和调控患者需求的重要手段。

预约安排不仅仅定义时间——即结合患者在一周中不同日期和一天中不同时间的可用性与相应的就诊时段——它同时也构建了为患者提供医疗服务的基本框架。因此，预约安排还定义了谁将提供医疗服务、服务所需的物理资源以及支持基础设施。从曾经使用的装订本和时间段表格，以及方便进行更改的涂改液，到今天的自动化预约系统，现代门诊实践的预约安排更加复杂和高效，同时灵活且适应性强，以便于支持资源的高效组织。

医生的时间是门诊实践中最宝贵的资产；医生分配时间提供临床医疗服务，实际定义了"供应端"。以预约安排为框架，机构得以高效分配医生的时间。如果患者未能按时到达，医生为其预留的时间将被浪费，因为很难第一时间联系并安排其他患者。由于门诊服务的"库存"具有时效性（即一旦空过就无法再利用），因此必须对接诊容量进行有效管理。而实现医疗服务供给最优配置的最佳方式，就是通过科学合理的预约排班系统。更多细节请参考边栏"最佳实践预约技巧"。

最佳排班实践技巧：战略性预约

战略性预约是高效管理有限容量的关键。以下三种技术可以通过战略性预约来优化门诊的预约时间表：

预测性预约（predictive booking）

在一天中的多个时段超额预约，可以维持足够的患者量。但如果不谨慎操作，超额预约可能会导致工作流程的混乱。相反，可以评估未按时就诊患者的特征（例如性别、保险类型、新老患者等）以及预约类型（例如星期几、时间段、检查与就诊的区别等）。只对那些预计会有患者爽约的时段进行超额预约。例如，我们可能会发现，未经指定的周末住院新患者，预约了周一早上的门诊随访，通常比其他患者群体有更高的缺席率。此时，便可以安全地对这些时段进行双重预约。如果没有明显模式，可以选择在整点时段进行超额预约——具体是哪些时段则取决于缺席率的严重程度。

负载平衡（level load）

识别患者需求的高峰期。门诊机构在患者就诊量上会经历起伏波动；许多机构发现，周一通常是一周中最繁忙的一天，而有些机构则会经历季节性的需求变化。无论是某一天、一周、一个月还是一个季节，都应确保预约安排能够反映这种可预测的需求波动。例如，如果预计8月会有大量儿童前来进行学校体检，应临时调整预约安排，以应对这些变化。不要假设预约安排是静态的，而是要根据患者需求动态调整，以便更好地匹配医生的时间和患者的需求，从而成功平衡预约安排，并确保准时进行。负载平衡的目标是让资源根据预期的需求进行调整，确保资源能够得到充分利用。

时间跨度管理（horizon management）

最后，采取措施管理预约的时间跨度（scheduling horizon）。预约时间跨度（即预约到访的时间间隔）是预测到达率的一个重要指标。研究表明，每延迟30天安排预约，患者缺席的概率就会增加11%（初级保健）到16%（专科诊疗）（Woodcock，2020）。通过分析并管理预约时间跨度，门诊实践可以提高医生时间的利用效率。可以利用技术手段来分析这一问题，并尽可能地实施相应的解决方案。

门诊中的预约时间表框架通常被称为"排班模板"。管理排班模板的首要目标是"将合适的患者在合适的时间安排给合适的医生"。因此，门诊通常会雇佣专门的人员来管理排班。在大型门诊中，全职员工通常会被称为"排班架构师""主排班员""模板架构师"或"容量经理"。一般来说，每100名临床医生配备1名预约管理人员的比例较为常见。

通常，预约时间表包括两个元素——"主"模板和"每日"或"会诊"模板。例如，一位胃肠病医生每周二和周四从上午8:00到下午5:00坐诊，中午休息60分钟。她的模板中有8个30分钟的新患者时段和16个15分钟的复诊患者时段。这就是她的主模板。而下周四，她的女儿有一场学校的戏剧表演在下午4:00，因此，下午4:00到5:00的时段会被屏蔽以确保她有时间参加，同时也不会让患者在无医生接诊的情况下到诊。这种情况下，虽然她的主模板保持不变，但下周四的日程安排做了调整。另一种情况是，下周四会有一位特殊需求患者到胃肠病诊所就诊，需要医生进行检查，与患者的护理人员沟通，并与其他医生会诊。在这种情况下，即使该患者是复诊患者，也需要30分钟的预约时长，而不是通常的15分钟时段。因此，需要屏蔽下一个15分钟的时段，以便为该患者提供足够的时间。这些例子说明了保持一致的"主"时间表的重要性，同时也需要具备灵活性，以便根据医生的日常安排分配时间。

门诊医疗机构必须积极管理模板，定期审查是否需要更改并作出调整，至少每季度一次，通常至少每年一次。管理工作可以集中处理所有模板的构建和维护，或者主要集中在管理主模板上，而日常的细微调整则由本地人员（如医生）处理。

为了高效管理日常和临时的变更，预约表通常允许进行屏蔽、保留和冻结操作。具体术语可能取决于机构所使用的技术供应商，但系统通常提供屏蔽部分时段、保留时段用于特定目的或将时段冻结为不可预约的功能。这些操作会从可预约时段中移除时间，因此，门诊医疗机构可能会针对屏蔽、保留和冻结操作引入相关规则。例如，多专科诊所可能会选择在皮肤科医生的日程中保留时段，以便快速接待来自内科医生转诊的患者。然而，如果该时段在预约日期前两天内未被使用，则会被释放回可预约池中。有效的日程管理通常还会伴随一个"释放"策略，尤其是针对永久性屏蔽、保留或冻结的情况。

例如，如果按预约类型分类，则可能包括"体检""新患者""复诊患者"和"当天急诊"等时段。有些医疗机构已建立了数百种预约类型供选择，而另一些机构则选择了更简单的模式，仅设置少量预约类型，例如"短时间"与"长时间"，并在电子健康记录系统中记录具体的就诊原因。

预约时长通常为15分钟（表示短时间预约，通常保留给复诊患者）和30分钟（用于长时间预约，通常保留给初诊患者）。这些预约时长的设置可能因专科而异。例如，一个多专科门诊的神经科医生可能使用15/30分钟的模板（表示预约时段为15分钟和30分钟），儿科医生为10/20分钟模板，内分泌科医生为20/40分钟模板等。表5.1展示了不同专科的预约时长基准。

表5.1 不同专科的预约时长基准中位数

专科类别	复诊患者（分钟）	新患者（分钟）
过敏/免疫	20.0	40.0
皮肤病	15.0	20.0
心脏病	25.0	40.0
内分泌	20.0	40.0
传染性疾病	20.0	40.0
内科	30.0	40.0
胃肠病	30.0	30.0
血液	20.0	60.0
肿瘤	30.0	60.0
肾脏	20.0	40.0
神经	30.0	60.0
产科/妇科	15.0	30.0
眼科	15.0	15.5
口腔颌面外科	30.0	30.0
耳鼻喉	15.0	30.0
疼痛	20.0	40.0
理疗	20.0	40.0
足部医疗	15.0	30.0
精神病	30.0	60.0
肺病	30.0	45.0
风湿	20.0	40.0
手术：心血管	20.0	30.0
手术：结直肠	15.0	30.0
手术：一般	15.0	30.0
手术：神经	20.5	30.0
手术：骨科	15.0	30.0
手术：整形	15.0	30.0
手术：血管	15.0	30.0
肿瘤外科	20.0	30.0
泌尿外科	15.0	30.0

资料来源：Patient Access Collaborative 2021 based on 2020 data. Median data.

在确定预约时长时，要尽量确保时间不被浪费。图5.2展示了上午8:00至9:00两个模板的示例：第一个模板管理不善，仅45分钟被预约；而第二个模板管理得当，采用标准的10/20时长模型将60分钟全部预约。

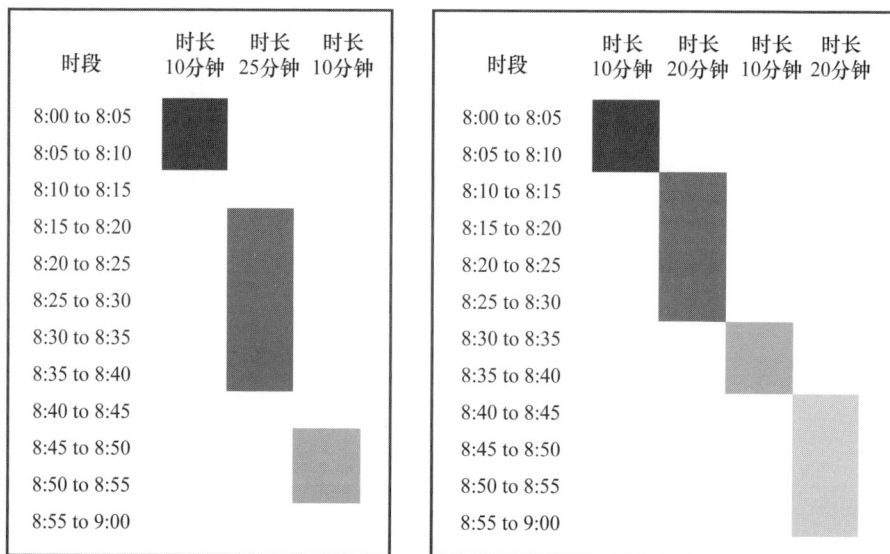

图5.2　预约模板示例

另一种模板策略是全天提供一致的时间时段，例如每15分钟或每20分钟一个时段，以适应一些患者的就诊时间较短，而另一些患者则较长。然而，这种时长分配的准确性通常无法根据患者的主诉进行提前预测。相反，临床医生和支持人员会灵活工作，以适应诊所所有时段的患者需求。

对于某些专科，除了患者的主诉外，预约时几乎不需要提交额外的临床信息。而对于其他专科，可能需要提取大量细节以创建就诊行程。例如，对于肿瘤科患者，可能需要在与临床医生会面之前或之后进行测试、输液、治疗或其他服务。大多数预约介于两者之间，既需要患者提供足够的细节以便排定合适的医生和时间，同时又不能让预约员或患者感到过于烦琐。

在门诊中，预约时间表就像在玩俄罗斯方块游戏。大多数机构使用技术来辅助预约流程，模板以电子形式创建和维护。模板管理还可通过技术解决方案补充，例如医生匹配、自动自助预约以及候补名单功能，如下文所述。

医生匹配

在一个大型多专科诊所中，要兼顾可用性、工作流程和容量，是一项极具挑战性的任务。为了实现规模经济、提升服务质量以及优化门诊机构的资源分配，预约通常会集中管理。然而，这种集中化管理也带来了新的挑战。临床医生兼信息学专家乔纳森·泰奇博士（Dr. Jonathan Teich）在2004年接受《美国医学新闻》采访时描述了一个情境："梅贝尔是一名普通的预约管理员，她为史密斯医生工作了35年，熟知无数微妙之处、特殊情况和偏好——这些都是多年无声形成的……遗憾的是，对于计算机世界来说，了解梅贝尔到底知道什么已经非常困难，更不用说将这些知识融入算法了。"（Versel，2004）为应对这一"梅贝尔因素"，技术进步带来了集成的医生匹配解决方案、自动化的预约决策树以及客户关系管理系统。例如，门诊机构可以设计一个决策树，通过一系列问题引导患者选择正确的医生。这些算法可能包括针对多种因素的探究性问题（表5.2），协助患者与适合的医生、时间和地点进行匹配。

这些技术解决方案的目标是使门诊机构能够利用集中化管理的优势，同时保留将患者或转诊医生的需求与合适医生安排相结合的价值。

表5.2 预约问询问题示例

类别	问询问题示例
主诉	你现在有什么症状？
身体部位	哪里疼？你的右手、左手或两只手都痛吗？
时间	什么时候受伤的？
偏好	哪个地点对你来说最方便？你是否需要尽可能快的接诊预约？

自动自助预约

许多行业，例如航空公司、酒店和餐厅，已经广泛采用了管理易逝库存（perishable inventory）的预约系统。为了优化预约管理，门诊机构也在采用工具，将预约的主动权交给患者，这同时也有助于医疗机构降低人力成本。患者可以通过诊所门户网站进行预约，或者使用专门为自助预约设计的解决方案，还可以通过第三方预约服务平台完成。对于患者来说，能够在24小时内

的任意时间预约，带来了极大的便利。有些门诊允许所有患者进行预约；而
另一些则限制自助预约，仅针对某些服务（如筛查性乳房X线检查）的患者，
或者已经在门诊建立档案的患者，或者需要特定类型预约的患者（如复诊）。
患者可以选择自助预约，或者门诊主动向患者发送通知，指导其预约（例如，
"是时候预约您的流感疫苗了！"）。

候补名单

随着预约日期的临近，排班经常会发生变动：患者可能取消或调整预约
时间，医生也有可能需要重新调整出诊时间。这段时间为门诊重新安排新的
预约提供了机会。预约可以通过处理患者来电的排班人员或通过自助预约平
台来安排。与此同时，候补名单也可以为机构提供帮助。这些名单可以手动
维护，记录希望提早预约的患者。更高效的方法是自动候补名单。当由于患
者或医生的更改而出现可用预约时，系统会自动向预设数量的患者发送关于
新增号源的通知。比如，骨科诊所在第二天空出了一个时段，系统会向10位
患者发送短信，允许他们在1小时内抢占该空位。如果无人响应，通知将发送
给另10位患者。通知将指引患者选择新增时段，最先回应的患者预约成功。
门诊可以根据回应率减少或增加收到通知的患者人数和通知时间。另一种有
效地提高预约利用率的方法是主动向需要服务的患者推送通知。例如，内科
诊所如果有新的空余时段，可以联系一位需要进行Medicare参保体检的患者。

与预约排班相关的技术解决方案提供了改进排班流程的手段。越来越多
的门诊机构采用创新产品来辅助医生匹配、自动化自助预约和候补名单管理
的工作流程。

预约确认

理想状态下，每位患者都能按预约时间到达。尽管无法完全避免未到诊
的情况，通过预约确认可以提高患者如约到诊的可能性。具体的确认时间会
依据预约时间与实际就诊日期之间的间隔而有所不同，可能在就诊前数小时、
数天甚至数周发出。确认的方式可以是短信、电话、加密电子信息，或多种
方法的组合。在确认过程中，门诊机构不仅可以确认患者的预约，还能传达

相关信息，例如就诊指南、路线指引、费用信息或其他重要的预约细节。

　　时间是门诊机构最宝贵的资产，而预约表则是高效分配患者就诊需求的核心。因此，许多门诊机构设立了关键绩效指标（KPIs），用以量化衡量预约管理的效率。通过衡量预约流程的表现，机构可以促进问责制，并根据数据采取改进措施。不同门诊机构的预约管理指标因专业领域、规模和数据采集能力的差异而不同。表5.3列出了常见的KPIs。

表5.3　门诊排班管理中的关键绩效指标

关键绩效指标	描述
新患者延迟时间 - 完成预约的患者（NEW PATIENT LAG TIME - SCHEDULED PATIENTS）	这是指新患者预约请求（例如电话、门户网站请求、转诊医生代表患者等）与预约日期之间的中位时间，按日历天数计算，适用于所有在调度系统中出诊的医生。报告时应基于报告期内至少90天的回顾性数据。注意，这是发出请求和预约成功之间的中位天数，患者是否到达不影响此指标
新患者延迟时间 - 已到达的患者（NEW PATIENT LAG TIME - ARRIVED PATIENTS）	这是指新患者预约请求与实际就诊日期之间的中位时间，按日历天数计算，适用于所有在调度系统中出诊的医生。报告时应基于报告期内至少90天的回顾性数据。只有已到达的患者才被计入此指标
14天内完成预约百分比（PERCENTAGE OF NEW PATIENTS SCHEDULED WITHIN 14 DAYS）	这是指在报告期内，新患者在其预约请求后的14日内被安排的百分比。包括所有完成预约的患者，无论他们是否重新安排、取消或未到
14天内到达新患者的百分比（PERCENTAGE OF NEW PATIENTS ARRIVED WITHIN 14 DAYS）	这是指在报告期内，新患者在其预约请求后的14日内实际到达（即就诊）的百分比。只包括到诊的患者
预约填充率（FILL RATE）	这是指医生出诊时间被到达患者占用的百分比，按到达时间（即到达患者的预约时长总和）与提供者日常排班总时长（即可预约时长总和）之比表示。在报告期内报告所有患者（即不仅仅是"新"患者）。时间可以以分钟、小时或预约时段为单位测量
爽约百分比（PERCENTAGE SCHEDULED，BUT NOT ARRIVED）	这是指所有已预约但未到诊的患者百分比。包括"未到诊""取消""改期"和"其他"四类患者。未到达的原因可能包括未到诊、提前/临时取消、医生发起的改期或其他原因。注意这些时段可能已经被重新填补，该比率的设定不仅是为了衡量容量利用的机会，更是为了反映由此产生的返工数量。报告时应基于报告期内至少90天的回顾性数据
转诊转换率（REFERRAL CONVERSION RATE）	这是指转诊患者中被转换为已安排预约的比例。分母为所有收到的转诊预约请求（包括内部转诊和外部转诊），分子为所有转诊中已成功安排预约的数量。包括所有转诊，无论患者的保险状态如何（例如，是否为非保险覆盖的服务）

续表

关键绩效指标	描述
转诊周转时间 - 患者联系（REFERRAL TURNAROUND TIME - PATIENT CONTACT）	这是指在转诊被记录进入转诊管理系统后，患者在两天内被联系的转诊比例，按百分比表示。转诊请求定义为任何由转诊医生发起的预约请求，记录到电子健康记录或实践管理系统，并通过创建转诊记录转化为可操作的状态
转诊周转时间 - 安排事务（REFERRAL TURNAROUND TIME - SCHEDULING TRANSACTION）	这是指患者在转诊被记录进入转诊管理系统后，两天内被安排预约的转诊比例，按百分比表示。转诊请求定义为任何由转诊医生发起的预约请求，记录到电子健康记录或实践管理系统，并通过创建转诊记录转化为可操作的状态

资料来源：Patient Access Collaborative 2021 (used with permission).

转诊

在门诊实践中，"转诊"一词有两个不同的含义：保险转诊和临床转诊。

保险转诊是保险公司用来管理服务需求的一种机制，涉及对患者就诊的正式申请。这种转诊可能由患者的初级保健医生或专科医生发起，具体取决于转诊的性质。根据保险公司及转诊类型的不同，转诊是否需要经过保险公司的审查也有所差异。保险公司规定了转诊的流程和时间要求。初级保健医生通常以电子方式接收转诊申请，并需要24～48小时完成处理。如果患者在没有转诊的情况下接受了专科医生的治疗，则无法保证保险公司会支付相应的医疗费用。一些保险公司甚至会向初级保健医生提供有关发出转诊的指导意见，少数情况下还会将财务风险与转诊流程挂钩。通过这种方式，保险公司利用初级保健医生的转诊流程来控制服务和资源的使用（更多信息详见侧边栏"保险转诊"）。

第二种转诊类型是临床转诊，通常是从初级保健医生到专科医生的转诊。如果伴随着"转交"（transfer）性质，则意味着初级保健医生将患者的医疗责任交给另一方，自己通常不再直接参与或仅作为辅助。某些专科诊所要求所有患者都必须持有转诊单才能预约。这种要求与保险政策中的转诊要求无关，而是诊所自定的规定。类似于保险公司的行为，这种政策通过要求患者先由初级保健医生转诊来控制服务的使用。这可能是为了让患者由初级保健医生进行管理，确保患者在进入专科治疗前已经过评估和分类，或者是因为专科门诊的需求超过了其接待能力（导致时间延迟），可能导致了医疗服务的分配限制。

无论是保险转诊还是临床转诊，通常都有专门人员负责处理这些请求。这些人员（通常称为"转诊协调员"）接受并处理患者或专科诊所代患者发出的请求，确保收集到转诊所需的所有数据，并与保险公司及患者协调以获得必要的授权。

为了避免转诊流程成为患者就医的障碍，了解何时及为何要求转诊是至关重要的。如果所有患者都必须经过转诊，那就格外重要——医疗机构应主动与患者及转诊来源沟通转诊的具体操作方式。一些诊所通过电子转诊（eConsult）实现成功的转诊自动化。这种方式可以自动化初级保健医生与专科医生之间的沟通流程，并通常伴随与转诊相关的算法驱动指令。例如，初级保健医生在输入患者的特定数据（如检查结果）后，系统会决定是否需要转诊。一些门诊机构内设有初级保健和专科医生的团队，可以实时完成转诊评估；如果评估表明需要转诊，则可以立即安排。对于未采用电子化流程的诊所，有些设计了明确的工作流程（通常称为"契约"）来规范初级保健医生与专科医生之间的转诊操作。这些协议详细说明了转诊流程，以确保所有相关方了解如何促进转诊的顺利进行。

保 险 转 诊

保险公司通常会对医疗服务的审批提出要求。在门诊实践中，转诊和预授权通常是必需的。这些预先批准的流程通常涉及对医疗必要性的审查。

转诊　转诊是指初级保健医生（primary care physician，PCP）允许或指示患者接受另一名医生或其他医疗提供者的服务或产品的流程。转诊是患者初级保健医生批准其问诊专科医生的必要步骤。转诊可能包含就诊次数、时间范围和服务类型。

预授权　是指医生从患者的保险公司获得提前批准以接受某项服务或物品的过程，也被称为预服务授权请求（pre-service authorization request）。某些医疗程序、药品、设备和/或耗材可能需要进行医疗必要性的审查。通常由开具医嘱的医生负责申请事先授权，而服务提供方则需确保授权已获批。患者本人无须负责获取授权。此外，事先授权可能需要同时附带转诊单。

医疗必要性由保险公司决定，而不是由提供者决定，其主要目的是判断是否符合保险报销标准。每家保险公司都有自己的定义，通常可以在保险公司的提供者手册中找到。根据美国医疗保险和医疗补助服务中心（Centers for Medicare and Medicaid Services，CMS，2020b）的定义，一项服务或产品若被视为"合理和必要"（reasonable and necessary），须满足以下条件：

（1）安全有效。

（2）不是实验性或调查性的。

（3）符合患者的医疗需求和状况，具体包括：

①符合公认的医疗实践标准，用于诊断或治疗患者的病情，或改善畸形体组织的功能；②在患者的医疗需求和状况下，提供适当的医疗环境；③由具备资质的人员开具或提供；④满足患者的医疗需求，但不过度服务。

不同保险公司、不同保险计划，甚至不同时间点，其转诊和事先授权的规定可能会有所不同。门诊机构必须保持对这些要求的最新了解，以确保付款准确及时。遵守这些要求不仅有助于确保保险索赔的正确审理，也有助于维护患者的财务健康。通过适当的转诊和授权流程，可以避免因审批错误而导致患者承担不应有的经济责任。

阶段二：到诊

门诊运营的第二阶段是患者到达诊所进行就诊。虽然患者可能会准确在指定的日期和时间到达，但更多情况下患者会提前到达。约翰·霍普金斯大学的研究人员发现，在1500名患者中，有90.7%的患者提前到达，平均提前24.1分钟（Williams et al.，2014）。由于门诊的预约涉及人，因此必须仔细管理那些可能提前、按时或晚于预约时间到达的患者。每天可能有数十甚至数百名患者到达机构就诊，因此有一个简化患者到达流程的过程至关重要。

患者到达阶段由三个步骤组成：报到、导诊和临床接诊。以下对每个步骤进行详细说明。

报到（*check in*）

患者到达门诊后，通常会由指定的工作人员完成"报到"流程。这一流程可能由迎接患者的工作人员（通常称为接待员或患者服务代表）全权处理，也可能使用技术工具来辅助完成。例如，患者可能需要通过平板设备操作，或被引导至自助签到终端。不论具体方式如何，患者通常需要确认在预约时提供的注册信息，例如姓名、地址、出生日期和保险信息。与患者通过电话沟通的流程一致，患者通常需提供至少两种身份识别方式。此外，患者可能被要求支付与就诊相关的自付费用，如共付额（copayment）。

签到过程中，可能会收集更多医疗信息，包括患者的健康诉求、病史以及社会和家族史的补充信息。患者还可能需要签署一些表格，以确认他们已知悉并遵守诊所政策、保险公司要求以及州和联邦法规的相关规定。资料5.1列出了到达流程中常见的表格类型（请注意这些样例并不是一份详尽的清单）。管理良好的诊所能够识别并遵守与通知、确认以及州和联邦法律要求相关的当前规定。

资料5.1　患者报到阶段常用表单

（1）权益转让协议（assignment of benefits form）

患者（或账户担保人）同意将保险权益转让给诊所，以便诊所可以代表患者提交账单并接收付款。此表单通常在所有新患者注册时、现有患者的保险时更改，或每年签署。

（2）医疗记录授权表（medical records release form）

患者允许诊所代表其向第三方提供医疗记录。这包括在保险公司对索赔提出异议时提供的医疗记录文件。

（3）弃权表（waiver form）

患者被告知对保险公司不予支付的服务所需承担的财务责任。美国医疗保险与医疗补助服务中心为医疗保险受益人提供了一份特定表单：提前受益人通知（advance beneficiary notice，ABN）。ABN是在提供可能不会被医疗保险支付的服务或物品之前向受益人发出的书面通知。

（4）财务与行政政策表（financial and administrative policies form）

向患者说明诊所关于账单与收款、预约、处方续签与补充、沟通及转诊的政策。这些可能包括流程细节（如何时发送账单）、不遵守政策的处罚（如爽约费用），以及时间要求（如处方续签需24小时）。

（5）隐私通知（notice of privacy practices）

根据1996年《健康保险便利与责任法案》（HIPAA）的隐私规定，医生需要向患者提供隐私保护通知，并要求患者确认收到该通知。

（6）患者病史表（patient history form）

收集患者的医疗、社会及家族病史信息。所收集信息可能适用于所有医生和专科（如吸烟史），也可能根据专科或患者主诉的问题进行补充。

目前，患者报到过程中的某些环节已经转移到了预约就诊阶段。越来越多的诊所采用技术解决方案，让患者可以在预约之前自行完成"签到"。如果这些信息在预约前已经收集，报到过程可能仅限于简短确认患者的到达，可能通过患者实际到场、手机短信或在自助机上签到来完成。

一旦患者完成指定的报到过程，通常会有一个内部机制来提醒诊所的医务人员患者已经到达现场。这一过程通常集成在诊所的EHR系统中，但也可能涉及视觉提示信号，如诊室标志或灯光信号。整个过程可能包括多次提示，例如首先通知医务人员患者已到达，然后第二个提示表明患者已完成报到并准备分诊。患者报到的过程因门诊而异，但医院内部遵循一致的流程非常重要。否则，患者可能会在接待区或诊室内等待很长时间，因为没有人知道患者已准备好接受下一步的就诊。

导诊（rooming）

在患者到达预约地点并完成报到流程后，一名员工会准备诊室及与患者会诊相关的必要材料。准备工作完成后，该员工（通常是医疗助理）会到接待区迎接患者，将其带到诊室，进行临床接诊并为医生的问诊做好准备。在一些门诊机构中，可能会有专门负责将患者带入诊室的员工；而在其他机构，可能由多名员工组成一个灵活的小组，协作完成患者接待、带入诊室及准备工作，以确保流程顺畅进行。

员工的职责还可能包括检查诊室和设备是否已消毒，找到用于记录信息的平板电脑或台式计算机，或亲自前往接待区迎接患者。尽管通常在接待区大声呼叫患者名字是常见做法，但一些诊所也可通过患者档案中的照片识别患者，让工作人员能够直接上前迎接患者并引导其进入诊室。在门诊实践中，引导患者进入诊室区域通常被称为"带患者到后面"（bringing the patient "to the back"）。

虽然患者可能会顺从地跟随医务助理或其他临床助手，但这实际上是一个与患者进行有意义、服务导向的互动的机会。为了实现这一点，工作人员应首先向患者介绍自己，确认患者身份以确保接送到诊室的是正确的患者，并询问患者在前往诊室时是否需要任何帮助。工作人员必须意识到患者的任何行动能力限制，不应对患者的能力作出假设。例如，最好与患者并肩行走，而不是走在患者前面，这样可以随时关注患者的状态。陪同患者的过程也是一个观察患者行为并了解其需求的宝贵机会。患者可能正处于疼痛、害怕或情绪波动中，这可能使他们处于脆弱和不稳定的状态。此时与患者互动不仅可以表达同理心，还能展示对患者体验的关怀与关注。这种关注对于管理良好的门诊环境至关重要。

临床接诊（*clinical intake*）

每个门诊实践都应制定一套正式的临床接诊流程，该流程既需要在同类专科中保持一致，又需要足够灵活以应对患者的特定需求。例如，对于预约了内科医生的患者，需要测量体重；而对于即将就诊于眼科医生的患者，这一环节可能被跳过。在一些多专科诊所中，接诊流程可能包括一份适用于每位医生的统一接诊检查清单。临床接诊的内容通常包括记录生命体征（如身高、体重、血压等），以及向患者询问问题或进行健康筛查。

一致的临床接诊流程可以确保最佳的合规性，减少混乱，并提升诊所的质量与安全。在门诊环境中，接诊环节的有效性可能会对诊所的质量和绩效产生积极或消极的影响，并最终影响基于价值的支付及相关激励计划。例如，在接诊过程中，可以询问与各种质量指标（如流感疫苗接种）相关的关键问题并记录结果。统一的接诊流程可确保所有患者都经过相同的流程，并完整捕获所有数据。此外，精心设计的接诊流程还可以提升效率，减少浪费时间和不必要的资源使用。

临床接诊可能包括通常所说的"常规医嘱"。这些医嘱通常由患者的诊断或就诊原因触发，可能包括收集样本进行检测或直接进行某项检查。例如，如果患者在事故后手臂明显变形，临床接诊过程中可能会对手臂进行 X 射线检查。有些常规医嘱总是适用的——例如，要求孕妇提供尿样。通过提前进行样本收集或测试，结果可以更快地得知，从而指导医生制订治疗计划。

接诊流程的目标是为患者进入下一阶段做准备，这通常是患者与医生之间的面对面（F2F）会诊。一旦接诊完成，指定的工作人员会通过电子病历系统通知医生患者已经准备就绪。这个通知通常是电子化的，也可以通过视觉信号（如旗帜、磁铁或门上的标识）进行补充，这样可以快速高效地提示下一个需要就诊的患者。还可以为其他活动设立额外的提示，例如某个医嘱正在等待执行或某个结果已经准备就绪。

根据门诊规模，参与临床接诊的人员可能只有一人或多人。这个流程要么是分配给特定的医生，要么是作为一个团队支持多名医生。此外，还有可能采用轮班制，由一组人员轮流进行接诊。无论采用哪种人员配置方式，管理良好的诊所都会尽力减少患者等待时间并优化医生的接诊流程。我们可以将这一过程比作飞机的起飞和降落；这两种过程非常相似，一些大型医疗机构甚至会设置一个患者流动协调员的职位，类似于空中交通管制员的角色，以确保医院流程的顺畅运行。

阶段三：就诊

当收到患者已准备就绪的提醒后，医生、护理人员或其他医疗专业人员会开始为接诊做准备。在管理良好的门诊实践中，临床医生通常会在进入诊室前查看患者病历，这可能是在前一天为次日预约做准备时、早晨的"例会"（有时早晨和中午都会召开）中，或是在进入诊室前的几分钟内完成的。这些例会的目的在于与团队讨论关键患者信息并明确诊疗需要（参见边栏"例会"，了解更多相关内容）。

如今，很多门诊实践借助技术提升问诊准备工作效率。例如，系统可以生成每日报告，列出当天就诊患者的化验结果（已收到或待确认的）以及需要完成的预防性服务。这些报告在例会上可以详细讨论，确保团队为患者做好准备，比如：是否为 Mr. Smith 准备好所需设备？ Ms. Sanjay 是否已安排好口译服务？是否为行动不便的 Mr. Martínez 做好了特殊安排？通过例会全面审查当日患者安排，不仅能提高效率，还能避免意外状况。

有些门诊可能没有每日例会。在这种情况下，医生可能在进入诊室后才开始向患者提问。这可能导致接诊过程中需要额外协调，比如查找化验结果或联系口译服务。如果确有需求，医生可能需要亲自解决问题，或者向医疗助理或其他团队成员寻求帮助。

例 会

例会是一种简短的站立会议，通常每天进行一次，时间不超过10分钟。例会的目的是快速有效地沟通当天患者安排以及诊所的运作情况（UCSF 初级护理卓越中心，2013）。通过例会，门诊团队可以提前应对人员变化和患者需求，减少突发状况，确保诊所高效有序地运作（Yu，2015）。例会可以包括全体人员，也可以是部分团队，或是小组（如医生和医疗助理）。具体形式取决于诊所规模，但管理良好的门诊通常会确保所有相关人员参与，便于发现问题并共同解决。例会的主要目的是回顾过去以评估绩效，并展望未来，提前发现潜在问题，为未来的工作做好准备（卫生保健改进研究所［IHI］）。

患者就诊的时长可以持续从几分钟到数小时不等，具体步骤因专业、医生和患者的情况而有所不同。但一个常见的框架是 SOAP，即主诉（subjective）、客观检查（objective）、评估（assessment）和计划（plan）。这个框架尽管源于传统的纸质病历记录，但在电子病历中仍广泛使用。许多问诊记录模板依然采用这种结构。

问诊可能是一次咨询、体检或程序操作。患者的医疗需求决定了问诊的具体类型，不过门诊机构通常会为常规问诊做好准备。例如，在家庭医疗门诊中，针对前来进行妇科检查的患者，诊室可能会提前准备好相关用品，如润滑剂和窥器。这些细节因门诊不同而有所变化，但问诊流程的标准化和一致性对于实现高效的管理和良好的患者体验至关重要。

临床就诊记录

及时准确地记录临床就诊过程很有必要。这些记录不仅为患者的就诊提供了清晰的记录，包括治疗、结果和未来的护理计划，还为临床服务的编码和计费提供了依据。

理想情况下，临床就诊记录应在就诊结束时完成。临床医生可能会在就诊过程中做笔记，并在就诊结束时完成最终的评估和计划。另一些医生则在患者离开后进行记录；这可能是在每个患者之后进行，也可能是在看完一组患者后，或者是在整个诊疗结束后再进行。还有一些医生会雇用"记录员"在就诊过程中代为记录（并可能执行其他职责，如获取设备或协助手术）。在记录员完成记录后，医生会在就诊结束时或当日稍后审核并签署确认。关于记录流程和时间安排的考虑非常关键。

管理良好的门诊实践要求记录准确、及时且完整。根据美国国家质量保证委员会（NCQA，2018）的说法："一致、现行且完整的病历记录是高质量患者照护的基本组成部分。"这些记录不仅清晰地展示了诊断、治疗计划和治疗结果，还能有效反映建议、风险、决策过程以及患者期望。此外，记录也为参与患者护理的内部或外部行政及临床人员提供了重要信息。如果出现法律或监管问题，记录将是审查所提供护理和治疗的首要依据。

为了支持记录流程，门诊机构通常会为医生提供办公室、工作站或紧凑的工作区域。有时会在日程表中安排专门的记录时间，但更多情况下，记录时间会嵌入问诊过程中，但不会在日程表中单独标注。例如，一个20分钟的预约时间可能包括15分钟的面对面问诊时间，另有5分钟用于记录和制订后续护理与治疗计划。

阶段四：诊后

门诊运营的第四阶段，即就诊后阶段，可能包括患者离开诊所前需要完成的一些后续工作。这些工作可能涉及处理实验室检测、影像检查或治疗的订单；提供患者教育；安排手术或其他治疗；以及预约后续复诊。此外，还可能包括向其他医生、执业高级医务人员或其他医疗专业人员（诊所内或外）转诊。在特殊情况下，可能需要呼叫救护车将患者转送到其他医院。

根据具体行动的不同，医生可能会与员工沟通，由其协助患者完成下一步诊疗；也可能直接向患者提供后续指引，以便完成后续自我护理。对于在诊所内接受服务的患者来说，另一个重要问题是应在何处完成这些后续操作。如果诊所内有足够的诊室，能够满足所有需要，那么患者可能会始终留在诊室内完成这些服务。例如，可以呼叫采血员到诊室，为患者采集血样，并将相关设备带到诊室。使用可移动设备推车（例如心电图机）能够优化这一流程。

然而，诊室通常是紧缺资源，患者可能需要被转移到设施内的其他区域以完成相关任务。例如，如果患者需要进行CT检查，就必须被护送到扫描设备所在的位置。此外，即使不涉及设备，行动地点的选择也可能受患者具体情况的影响。如果患者行动不便，诊所可能希望尽量减少患者在诊所内的移动，将服务直接带到患者所在的诊室。如果患者接收到令人担忧的诊断结果，并需要安排手术，则可能不适合让患者返回接待区等待工作人员为其安排，应由预约人员直接到诊室提供服务。

通常情况下，能够快速完成的任务（如预约后续就诊）会在一个集中处理区域完成。而涉及移动设备、劳动密集型任务以及传递敏感信息的工作，通常会选择让患者留在诊室内，或者将患者护送到一个具备隐私性较高的指定区域。

与门诊运营的其他环节一样，就诊后的流程并没有单一的标准。诊所的资源可用性、容量、设施设计、设备及人员的分布都是需要考量的重要因素。为患者提供最佳服务，包括尽量减少等待时间，也是流程设计中的重要考虑。尽管具体步骤可能有所不同，但通过仔细规划，并征求临床团队成员和患者的意见，可以制定出标准化的行政和临床工作流程。统一的就诊后流程不仅提升了效率，改善了患者和员工的体验，还能降低错误的可能性。

阶段五：就诊间期

门诊诊所不仅在面对面的就诊时起到重要作用，在患者两次就诊之间的阶段也扮演着关键角色。与医院、养老院等医疗环境不同，患者在门诊就诊间隔阶段并不固定停留。因此，在典型的医患接触之外，还需要其他流程来满足患者的医疗需求。这是门诊运营的第五阶段——就诊间期，它需要专门的工作流程、工具、资源和人员。本节将探讨就诊间期的几个要素：医疗协调、医疗过渡、沟通以及检查结果。

医疗协调

在门诊诊所，就诊间期通常涉及患者就其诊疗相关的各种问题与诊所进行沟通。例如，患者可能反映自身的健康问题、生活方式的改变或其他相关的事项。患者提供的信息会被记录到其病历中。此外，根据检查结果、症状或药物反应，尤其是管理慢性病的患者，可能需要在正式就诊期间调整其治疗计划。负责医疗协调的工作人员会与患者（或其护理人员）沟通，并将调整的内容以及沟通详情记录在病历中。

门诊机构在管理上必须重视两次就诊之间的护理协调工作，也就是所谓的"就诊间期"。这不仅关乎人员安排和流程设计，更体现了"患者为本"的服务理念。初级护理诊所通常被称为患者的"医疗之家"。"家"这个词语象征着患者与诊所之间的密切关系。患者在感到不适时可能会联系诊所寻求建议和分诊；当需要接受预防性服务时，诊所可能会提醒患者；如果患者从医院出院回家康复，诊所可能会与患者联系以指导其康复过程。大量研究表明，医疗之家的模式对患者有显著益处。美国国家质量保证委员会为成功达到"以患者为中心的医疗之家"标准的初级保健诊所建立了认证项目。

患者同样依赖专科医疗机构来应对急性事件或慢性病情。例如，开展外科或手术业务的诊所，在就诊间期会提供协调服务，例如与患者联系以提供术前指示、术后伤口护理、药物问题等。慢性病患者也需要在就诊间期进行管理，例如，帕金森病患者的照护者如果发现患者出现意外的记忆丧失，可能会联系神经科诊所寻求指导。诊所可以通过电话提供指导，或者为患者安排预约。

医疗过渡

在医生或不同医疗场所之间进行的医疗协调和调度，通常统称为"医疗过渡"，这是就诊间期中的一个关键任务。例如，诊所可能会收到医院发来的关于所有前一天出院的患者的通知，这些患者将该诊所列为其初级保健服务提供者。诊所的工作人员可以据此查看患者的病历，整合出院信息，并决定最佳的过渡管理方案。通常，这包括主动致电患者，了解其健康状态，并安排医院对患者出院后的随访。门诊环境通常被视为患者过渡的"中心"，连接医疗系统中的多个"分支"。由于门诊诊所通常是患者诊疗旅程的起点，门诊机构往往需要对患者进行长期、持续的健康管理。

沟通

患者可能会主动联系门诊机构，也可能是其他医务人员、护理人员、患者家庭成员代为传达有关患者的信息。在高效管理的门诊中，这些沟通会被及时有序地处理。沟通过程包括记录信息的接收、消息内容的妥善记录以及升级处理的方案。

门诊机构应建立一套清晰明了的流程来管理所有的入站和出站信息，并在制定流程时纳入所有相关人员的意见，同时明确升级处理的方案。所有消息都应记录下来，包括内容和时间。这一过程通常依赖诊所的电子病历系统完成，但某些任务可能需要额外的步骤来记录完成时间。管理完善的医疗机构通常拥有自动化的信息分发和解决机制。如果消息在一定时间范围内（通常为3～24小时）未得到处理，会被自动转发给主管或经理以获得及时关注。解决患者问题可能涉及一系列后续任务和多次沟通，每一步都应记录，包括问题处理完成的最终标记。

通过建立精简且明确的沟通流程，并确保相关人员承担责任，高效管理的门诊机构可以在就诊间期通过沟通促进患者安全和护理质量。

化验结果管理

在门诊机构，检查结果的管理既可能来自院内化验室的检测，也可能涉及转诊到外部机构的检查。例如，医院内部可以完成血常规和尿检，而CT扫描则可能需要患者前往外部机构。无论检查是在哪里完成，确保检查结果的及时接收、审核和处理，始终是门诊高效运作的重要环节。TJC指出："门诊场景中，检查结果跟进的延误或遗漏可能导致误诊或延迟诊断，不仅对患者健康造成不良影响，还可能带来严重后果，甚至是医疗事故索赔的主要原因之一。"（Ai et al., 2018）

为了有效管理检查结果，高效门诊通常设计了清晰的流程，确保所有检查订单和结果的处理都被完整追踪，并能及时通知患者。这些流程大多通过电子病历系统实现，尽管具体操作因系统不同而有所差异，但通常包括以下步骤：下达医嘱、结果返回以及与患者的沟通。医生通过 EHR 系统下达检查医嘱后，这些项目会自动关联到患者的病历中，并被标记为"待处理"。当检查结果返回后，状态会更新为"已完成"，系统会提醒医生查看，并可能标注异常结果或提供解读意见。随后，检查结果会被传递到患者的电子病历中，或者在特定时间后（如24小时）由医生审核后发布到患者的门户系统，供患者查询。

尽管大部分检查流程可以通过 EHR 系统管理，但门诊机构还需处理那些无法通过系统自动完成的情况。例如，外部机构完成的检查结果可能需要通过手工或电子方式输入系统。此类结果需要转化为电子格式并归档到患者病历中。此外，对于某些关键检查结果，外部机构可能会提前电话通知门诊机构，这也要求这类机构具备应对多种沟通渠道的能力，确保所有环节都能顺利衔接，从而为患者提供安全、高效的医疗服务。

在检查结果的管理中，行政人员和临床人员通常分工协作。行政人员负责处理传入的各种信息，包括电话、传真和门户系统的消息，同时还可能负责对外沟通。例如，医生在查看患者的检查结果后，若认为需要患者复诊，就会将指令发送给行政人员，由他们联系患者安排预约。临床人员则负责大量与患者转诊相关的任务，在必要时会与医生协作完成具体工作。医生可能会为临床人员提供指导，或者直接承担沟通任务。无论沟通过程如何，建立清晰的"升级处理"机制至关重要。

正如本章前文所述，"升级处理"机制是指在接收到患者或家属的信息时，如果该信息表明患者情况紧急，例如患者的左臂突然麻木或面部出现下垂，诊所应立即采取行动，而不是仅仅记录信息。之所以称为"升级处理"，是因为这种情况超出了常规流程，需要更高优先级的关注和迅速地应对。

一些门诊机构会专门指定人员负责就诊间任务，而另一些则根据患者的主治医生分配相关工作。由于门诊机构通常要为数百甚至数千名患者提供服务，技术支持显得尤为重要。电子病历系统通常能帮助完成这些功能，部分机构还会选择整合疾病登记或群体健康管理模块以进一步优化流程。

除了护理协调、转诊管理、沟通和检查结果处理，就诊间任务还可能包括处方的开具、续签或授权；疾病登记管理；预防服务的通知与协助；保险转诊和授权；为患者家属或护理人员提供咨询；慢性病管理；以及与其他医生或医疗机构的沟通等。

门诊机构所承担的就诊间任务不仅种类繁多，数量也非常庞大，这对运营提出了极高的要求。实现这些任务的高效管理需要依赖完善的技术支持，并确保所有相关人员都经过充分的流程和工具使用培训。

技术发展

门诊相关的技术进步令人瞩目。20世纪80至90年代，自动化技术开始用于支持业务和行政流程。这些系统统称为机构管理系统（PM系统），其主要功能包括管理患者登记、预约和收费。到了20世纪初期，电子病历系统逐步普及，最初与行政管理系统是独立的模块。20世纪初期，由于《美国复苏与再投资法案》（*American Recovery and Reinvestment Act*）引发的政府资助推动了EHR系统的普及（CMS，2020）。如今，许多机构已经采用单一的技术解决方案，集成管理行政和临床功能，这种管理信息系统通常延续了最初用于临床的命名——电子病历系统。

电子病历系统

根据美国联邦政府（HealthIT.gov）的定义，电子病历系统（Electronic Health Record System，EHRs）是"患者纸质病历的数字化版本，是实时、以患者为中心的记录系统。它可以即时提供患者健康的全面信息"。EHR系统的核心功能包括：

（1）患者病史、诊断、用药、免疫接种记录、过敏史、影像学资料和实验室结果；

（2）提供基于证据的工具，帮助医生做出医疗决策；

（3）自动化并优化医生的工作流程；

（4）提高患者信息的组织性和准确性；

（5）支持支付方需求和消费者期望等关键市场变化。

EHR系统的引入给医院的工作流程和运营方式带来了巨大改变，尽管初期面临陡峭的学习曲线和诸多挑战。比如一些机构不得不通过招聘、外包或合同形式来提供IT支持，以维护硬件和软件，并应对频繁变化的监管和账单要求。如今，EHR系统已成为门诊机构必不可少的信息基础设施。

远程医疗

远程医疗是利用技术手段在远程环境中为患者提供医疗服务的实践。早在1924年，《无线电新闻》杂志就曾刊登一幅漫画，描绘患者通过无线电向医生描述症状。这一标题为《无线电医生——或许吧！》的构想预示了未来的医疗模式。尽管其真正实现还需要几十年，但远程医疗的雏形已经出现：20世纪40年代开始有影像资料的远程传输，20世纪50年代出现双向互动电视，1960年美国国家航空航天局（NASA）在"水星计划"中首次利用远程医疗监控宇航员健康状况。这些探索推动了远程医疗的发展，但昂贵的技术成本和数据传输限制使其普及率较低，一直持续到20世纪90年代。

1997年的《平衡预算法案》授权为远程医疗服务提供单独的医疗保险付费标准，但受到严格限制，例如患者必须身处指定的乡村社区，且不得在家中接受远程医疗服务。因此，尽管远程医疗技术逐步成熟，其实际使用率在2020年之前一直偏低。到2016年，只有0.25%的传统医疗保险受益人使用过远程医疗服务（CMS，2018），门诊服务几乎完全依赖面对面形式。

2020年新冠疫情极大地改变了这一状况。为应对疫情，美国政府临时放宽了监管要求并调整了报销政策，远程医疗迅速成为门诊机构的重要组成部分。在此期间，医院需要快速制订远程工作流程，以管理居家隔离的新冠病毒感染者，同时为非感染患者提供安全的就诊服务。他们必须迅速判断哪些患者需要面对面就诊，哪些可以通过远程医疗安全管理，从而快速调整其运营。

远程医疗的就诊框架与面对面就诊一致，涵盖门诊运营的五个阶段：就诊前、到诊、就诊、诊后及就诊间期。与面对面就诊类似，远程医疗也需在线会诊前完成患者的挂号、预约及确认工作。此外，远程医疗患者的检查安排、后续预约等后续管理工作仍需妥善处理。然而，远程医疗与面对面就诊的工作流程之间也存在明显差异：

（1）就诊前。就诊前环节完全在线完成，包括通过电子方式获取患者签署的表单。传统由前台人员完成的职责，逐步转移为远程完成。

（2）临床初诊。临床初诊可能与到达环节分开完成，涉及确认患者是否为远程会诊做好准备、设备是否符合技术要求，以及收集患者的自测数据（如血压、体重、血氧饱和度等）。

远程医疗的日程模板可能与面对面就诊分开设计，也可能合并在同一模板中管理。某些机构会设置专门的远程医疗时段，而另一些则将两者穿插安排，每小时同时安排远程和面对面会诊。

由于患者未实际到达诊所，远程医疗的后续管理工作需在线完成。然而，针对患者所需的各项操作仍需保持与面对面诊疗同等的细致关注。

如今，原本专注于面对面诊疗的工作人员通常会同时管理线上线下两种形式的就诊。每种就诊类型所涉及的职责应清晰定义并分配给相应的人员。本章提供了一家专门提供远程医疗服务的公司的案例分析，展示了门诊运营模式的变化趋势。

绩效提升

门诊复杂且多层面的运营为绩效改进提供了理想的实践场景。尽管各机构的改进方法不尽相同，但两种较为普及的改进方法是精益生产和系统工程（详见知识框"标准操作程序与指标的重要性"中关于一位门诊管理者对关键管理技术的反思）。

基于质量管理大师爱德华兹·戴明（W. Edwards Deming）的研究，精益生产一词源自麻省理工学院研究人员1990年出版的书籍《改变世界的机器：精益生产的故事》。该书探讨了丰田公司在20世纪60年代如何通过再造核心流程与企业文化，跃升为汽车行业领军者。作者假设，市场变革、竞争加剧以及提高盈利能力的需求推动了丰田成功地实施这一转型。

丰田通过精益生产，将制造流程中的浪费逐一剔除，并持续寻求改进，而不是依赖生产完成后通过检查发现质量问题。丰田将质量整合到生产流程中，这一思维转变后来被称为丰田生产系统，帮助丰田在销售和市场份额上成为行业领导者。那么，门诊机构该如何借鉴一家汽车制造商的经验来改进运营呢？

标准操作程序与指标的重要性
——Concettina (Tina) Tolomeo, DNP, MBA, APRN, FNP-BC, AE-C
耶鲁医学院患者服务高级主管
美国康涅狄格州纽黑文

门诊医疗领域是一个节奏快、复杂性高的环境。近年来，门诊机构合并现象越来越普遍，使其规模和员工数量不断扩大。高效的运营及其妥善管理构成了成功门诊实践的支柱。在门诊环境中，临床和行政人员密切合作，以满足患者及其家属的需求。这种协作的最终目标是实现安全、高效的优质护理，并创造良好的患者体验。为实现这些目标，门诊机构需要引入两项基本要素：标准操作程序（SOP）和关键绩效指标（KPIs）。

流畅的运营不会凭空发生，而是需要一个明确的计划。著名管理咨询顾问爱德华兹·戴明曾说："如果你无法将自己的工作描述为一个流程，那么你就不知道自己在做什么。"SOP为如何执行任务或流程设定了框架，既可以作为员工培训的工具，也能为员工提供参考资源。SOP的核心理念在于减少操作中的差异，从而降低错误发生率，为患者提供一致的服务体验。因此，门诊机构应为多种患者服务和运营环节（如预约安排、挂号、诊室准备、结账和护理交接）制定SOP。

一份理想的SOP应包括流程目的、具体步骤、所需文档记录的描述以及成果衡量标准。管理学大师彼得·德鲁克曾指出："如果你不能衡量它，就无法管理它。"因此，在SOP中加入绩效指标至关重要。门诊领域的KPIs示例包括通信服务指标（如接通前挂机率、平均应答速度）、转诊量、新预约的安排时间、出诊日程利用率、诊室使用率以及患者满意度。

尽管制定SOP至关重要，但这只是第一步。接下来的重点是执行。这一阶段需要明确、有效地沟通，通常还伴随变革管理，尤其是在针对习惯旧流程的资深员工时，他们可能会疑惑："我们这样做了多年，一直都很好，为什么要改？"为了让员工接受新的工作流程，他们需要理解并相信这些变更的必要性，建议通过在SOP开发初期让员工参与并提供反馈来实现。

执行稳定后，需要对SOP的有效性进行评估。这一阶段的关键是确定SOP是否有助于实现目标并推动改进。这可以通过测量和分析SOP中列出的指标来完成。如果发现成果未按预期发展，则应当及时修订SOP以提高绩效。

最后，保持SOP的及时更新也至关重要。任何影响SOP步骤的系统或人员变更都应在第一时间更新。正如前文所述，门诊环境节奏快，因此其运营也必须具备灵活性。

两位最初的精益生产研究者——詹姆斯·P.沃马克（James P. Womack）和丹尼尔·T.琼斯（Daniel T. Jones）在他们1996年出版的《精益思想：消除浪费并为公司创造财富》一书中总结了精益思想的方法。他们将精益生产的教学从制造环境扩展到任何行业的五步流程为：

（1）从客户的视角明确价值；

（2）确定流程中的所有步骤，统称为"价值流"；

（3）使创造价值的步骤流向客户；

（4）让客户从下一环节中获取价值；

（5）在整个组织内追求卓越。

精益思维的目标是通过消除浪费，在最短时间内以最低成本提供最佳质量。

消除浪费的关键步骤之一是"五S法则"，这也是精益思维的关键。其目的是减少时间浪费，采用可视化方法来组织工作场所，包括以下五个步骤：

（1）整理（sort）。清理工作区域；

（2）整顿（set in order）。指定物品的存放位置；

（3）清扫（shine）。保持工作区域的清洁；

（4）标准化（standardize）。确保每个人做的事情相同，每件物品都放在同一位置；

（5）维持（sustain）。将这个过程融入组织中。

举例说明"五S法则"在门诊实践中的应用，可以以临床工作站为例。临床工作站（通常被称为"护士站"）往往是诊所内最混乱的区域之一，充斥着计算机、电话、记事本、参考书籍、表单、存储盒，以及大量标注指令的便笺纸。通过使用"五S法则"，可以：

（1）对临床工作站的任务和功能进行整理；

（2）明确并标记所有物品的摆放位置；

（3）保持工作站的清洁与整齐；

（4）标准化任务和功能的布局；

（5）为每项任务和功能制订统一的操作方法和协议；

（6）提高团队成员对工作流的知识储备并促使其进行标准化处理；

（7）通过员工参与、绩效评估、协议手册和检查清单将行为规范化。

临床工作站只是门诊实践中受益于精益思维的众多领域之一。可以使用"计划、执行、检查、行动"（PDCA）循环作为改进措施的框架。PDCA循环的四个阶段包括：

（1）计划（plan）。确定流程目标及实现目标的必要步骤；

（2）执行（do）。实施拟议的变更；

（3）检查（check）。分析变更后的流程表现；

（4）行动（act）。根据结果将变更标准化并融入流程中。

表5.4提供了门诊实践运营改进中常用的其他精益工具。

表5.4　门诊实践运营改进中常用的其他精益工具

价值流图	一个过程的详细的可视化文件，包括材料流程和信息流程。改进过程通常从当前状态的价值流图开始，并以未来状态结束
KANBAN看板	一种用于指示或提示的信号，仅在确实需要资源时才"拉动"工作进入流程。通常组织为可视化项目管理工具，门诊机构可以设置一块"看板"来直观呈现当前所有工作的进展。这种可视化允许观察者识别改进的机会
KAIZEN改善	这个词的意思是"为了更好而改变"，指的是为了改进系统或过程，以更少的浪费创造更多的价值而举行的活动；通常是一个多日的活动，关键是让所有人员从头开始重新设计系统或流程

续表

POKA YOKE 防错	这个术语可以翻译为"防错",这个概念用于构建工具来帮助操作。重点是改进流程,而不是把错误归咎于人;常见示例包括:在电子健康记录(EHR)系统中设置必填字段或值、为某项耗材专设只适配该耗材的容器,或附带有操作步骤图示的检查清单等。这些设计可以有效避免人为疏漏,提升流程安全性与效率
ISHIKAWA DIAGRAM 鱼骨图	因果图,因其形状常被称为"鱼骨图",它记录了事件或活动的潜在原因。以日本组织理论家命名的因果关系图可以用来分析提高绩效的机会

结论

门诊运营的五个阶段——就诊前、到诊、就诊、诊后、就诊间期——都涉及关键的临床和管理任务。这些任务需要保持高度的协调和整合,以确保患者获得高质量的医疗服务,同时维持诊所的财务健康。虽然与单次就诊相关的具体步骤可以被清晰地描述并顺利执行,但门诊机构每天要处理的是数十甚至数百次的就诊,每次都涉及不同的情况。此外,还需应对患者在就诊间和就诊后的管理工作,这进一步凸显了门诊运营对专业知识、专注力和管理技能的要求。

讨论问题

1. 在远程医疗就诊中,医护人员如何减轻患者的压力或担忧,或者通过良好的"床旁礼仪"增进与患者的沟通?

2. 在为门诊患者提供个性化医疗服务时,可以考虑哪些社会决定因素?

3. 技术如何在不威胁医护人员及其他工作人员岗位的情况下,进一步融入门诊运营的五个阶段?

参考文献

Ai, A., Desai, S., Shellman, A., & Wright, A. (2018). Understanding test results follow-up in the ambulatory setting: Analysis of multiple perspectives. *The Joint Commission Journal on*

Quality and Patient Safety, 44(11): 674-682. https://doi.org/10.1016/j.jcjq.2018.04.011.

Benschoter, R. A. (1967). V. Television. Multi-purpose television. *Annals of the New York Academy of Sciences, 142*(2): 471-478. https://doi.org/10.1111/j.1749-6632.1967.tb14360.x.

Centers for Medicare and Medicaid Services. (2018, November 15). *Information on Medicare telehealth*. https://www.cms.gov/About-CMS/Agency-Information/OMH/Downloads/Inform ation-on-Medicare-Telehealth-Report.pdf.

Centers for Medicare and Medicaid Services. (2020a). *Certified EHR technology*. https://www. cms .gov/Regulations-and-Guidance/Legislation/EHRIncentivePrograms/Certification.

Centers for Medicare and Medicaid Services. (2020b). *Medicare program integrity manual: Chapter 3—Verifying potential errors and taking corrective actions*. https://www.cms.gov/ Regulations -and-Guidance/Guidance/Manuals/Downloads/pim83c03.pdf.

Crump, W. J., & Pfeil, T. A. (1995). Telemedicine primer: An introduction to the technology and an overview of the literature. *Archive of Family Medicine, 4*(9): 796-803. https://doi. org/10.1001/ archfami.4.9.796.

HealthIT.gov. (n.d.). *Electronic health records: The basics*. https://www.healthit.gov/faq/what-information-does-electronic-health-record-ehr-contain.

Institute for Healthcare Improvement. (n.d.). *Huddles*. http://www.ihi.org/resources/Pages/Tools/ Huddles.aspx.

The Joint Commission. (2020a). *Quick Safety Issue 45: People, processes, health IT and accurate patient identification*. https://www.jointcommission.org/resources/news-and-multimedia/ newsletters/newsletters/quick-safety/quick-safety-45-people-processes-health-it-and-accurate-patient-identification/.

The Joint Commission. (2020b). *Two patient identifiers—Understanding the requirements*. https:// www.jointcommission.org/standards/standard-faqs/home-care/national-patient-safety-goals-npsg/000001545/.

Kasich, J. (1997). *H.R.2015 - 105th Congress (1997-1998): Balanced budget act of 1997*. https:// www.congress.gov/bill/105th-congress/house-bill/2015.

Link, M. M. (1965). *Space medicine in Project Mercury*. (NASA SP-4003, NASA Special Publication). Office of Manned Space Flight, National Aeronautics and Space Administration. https://history. nasa.gov/SP-4003.pdf.

Perednia, D. A., & Allen, A. (1995). Telemedicine technology and clinical applications. *Journal of the American Medical Association, 273*(6): 483-487. https://doi.org/10.1001/jama.273.6.483.

National Committee for Quality Assurance. (2018). *Guidelines for medical record documentation* https://www.ncqa.org/wp-content/uploads/2018/07/20180110_Guidelines_Medical_Record_ Documentation.pdf.

UCSF Center for Excellence in Primary Care. (2013). *Healthy huddles*. https://cepc.ucsf.edu/ healthy-huddles.

Versel, N. (2004). Online reservations: Letting patients make their own appointments. *American Medical News, 22*, 29.

Williams, K. A., Chambers, C. G., Dada, M., McLeod, J. C., & Ulatowski, J. A. (2014). Patient punctuality and clinic performance: Observations from an academic-based private practice pain centre: A prospective quality improvement study. *BMJ Open, 4*, e004679. https://doi .org/10.1136/bmjopen-2013-004679.

Womack, J. P., & Jones, D. T. (1996). *Lean thinking: Banish waste and create wealth in your corporation*. Simon and Schuster.

Woodcock, E., Nokes, D., Bolton, H., Bartholomew, D. B. S., Johnson, E., & Shakarchi, A. F. (2020, July/September). The influence of the scheduling horizon on new patient arrivals. *Journal of Ambulatory Care Management, 43*(3): 221-229. https://doi.org/10.1097/ JAC.0000000000000334.

Yu, E. (2015). *Daily team huddles*. Team-based Learning.

Zundel, K. M. (1996). Telemedicine: History, applications, and impact on librarianship. *Bulletin of the Medical Library Association, 84*(1): 71-79. https://www.ncbi.nlm.nih.gov/pmc/articles/ PMC226126/.

案例研究

Lemonaid Health：在心理健康领域追求新机会

Lemonaid Health的首席临床官Davis Liu博士挂掉电话，心里有些疑惑。电话那头是公司总部位于旧金山的运营负责人，他报告说，最近视频咨询需求的平均响应时间从15分钟增长到近30分钟。医生也纷纷发来邮件，大家都表示工作量骤增，压力巨大。虽然周转时间依然在公司承诺的24个工作小时内，但Liu博士知道，如果不快速解决这个问题，Lemonaid的口碑就会受到影响。毕竟，Lemonaid的品牌一直以"超快反应"著称，线上宣传时说的就是"极速"响应，而他可不想辜负这一承诺。

那到底出了什么问题呢？Liu博士打开了一张数据表，开始挨个查看。这一季度（2020年第一季度）受新冠疫情影响，患者访问量急剧上升，尤其是与抑郁症和焦虑症相关的咨询量激增。这项新增的业务（从2019年5月开始）——心理健康治疗和开具处方——让Lemonaid获得了显著的增长。这种按月收费95美元的持续性收入模式，加上一些开具药物的利润，给公司注入了急需的现金流，管理层和投资者对新业务的表现都非常看好。但是，周转时间翻倍，难道是个预警信号？还是说，Lemonaid正面对着一个巨大的市场机会——心理健康领域——此刻只是需要更多的资源支持？

Lemonaid是如何运作的

Lemonaid Health的核心口号是"可负担的优质医疗"。通过一个便捷的异步远程医疗平台，Lemonaid提供了容易获取且价格合理的医疗服务（公司的使命见知识框5.1）。消费者可以通过平台向执业医师进行虚拟咨询，解决一些程度较轻的健康问题。如果需要，医生还可以为患者开处方，药物通过Lemonaid的药房直接邮寄给消费者。

> ### 知识框 5.1　Lemonaid Health 的使命
>
> 我们的使命是为每个美国人提供超低成本的医疗服务。我们希望让初级保健变得既实惠，又便捷，让每个人都能在需要时得到优质的医疗，无论他们是否有保险。
>
> 资料来源：我们的使命。http://www.lenonaidhealth.com/our-mission。

Lemonaid 提供多种服务，包括初级保健、性健康、脱发治疗、勃起功能障碍治疗、慢性病护理、精神健康护理、新冠病毒抗体检测等。客户还可以请求其他一些非官网列出的初级保健服务。

在 Lemonaid 的典型流程中，患者通过网站或手机应用程序启动平台，选择所需的服务并填写一系列健康问卷。填写完毕后，患者输入信用卡信息支付服务费用，大部分服务的起步价格为 25 美元；Lemonaid 不接受健康保险。

在后台，Lemonaid 的医生或高级实践提供者（advanced practice provider，APP）会审阅患者填写的健康信息，可能会通过视频、电话或安全私信与患者沟通。医生评估患者的病情后，会制订治疗计划并告知患者。根据诊断，医生可能会为患者开处方，患者通过信用卡支付，药物随后通过 Lemonaid 的药房邮寄给患者的地址（患者流转过程如图 5.3 所示）。如果患者的症状不符合 Lemonaid 的诊断标准，或者临床团队发现其他问题，医生会建议患者亲自到院就医，并退还咨询费用。

与传统的医疗服务不同，Lemonaid 采用的是直面消费者的模式（图 5.4）。这种方式让 Lemonaid 能提供更加透明的价格。Lemonaid 的大部分客户——年轻的女性千禧一代，通常都已经有保险，但她们还是选择自费享受更加方便的服务，价格通常还比她们的自付额要低。此外，避免面对面的尴尬也是很多客户选择 Lemonaid 的原因之一，这一点在公司调研中也有提到。

Lemonaid 的三位驻场医生都持有全美 50 个州及华盛顿特区的执照，是少

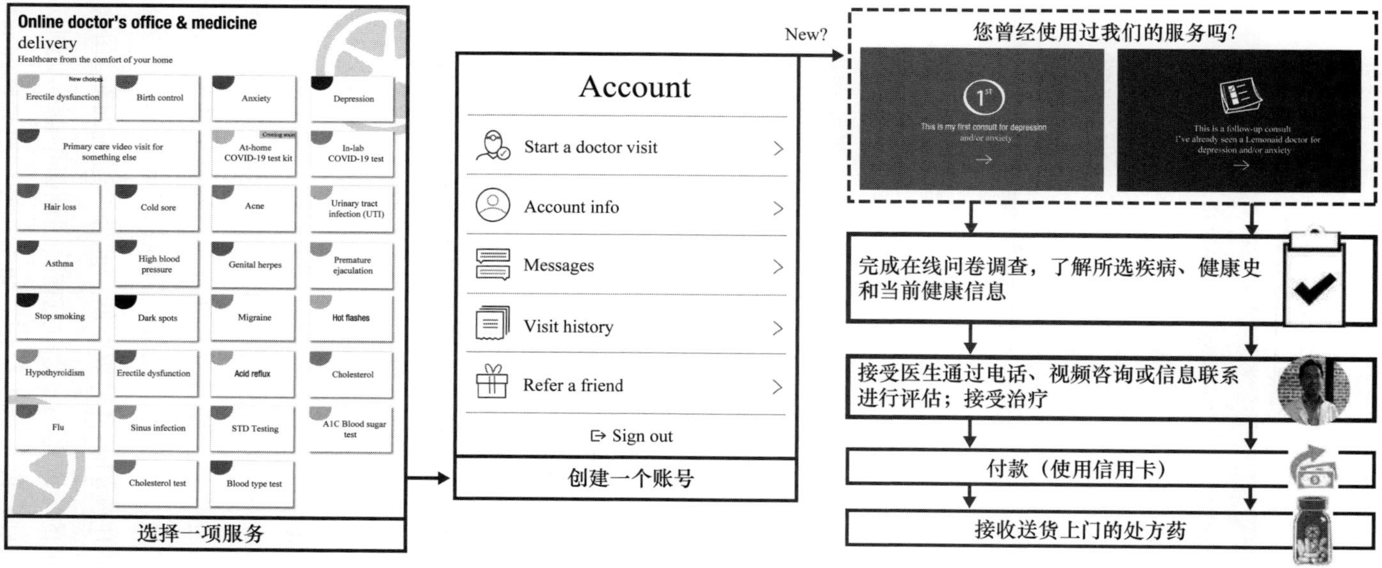

图 5.3　Lemonaid的患者流转

资料来源：Original to Lemonaid，2020年6月。Reprinted by permission.

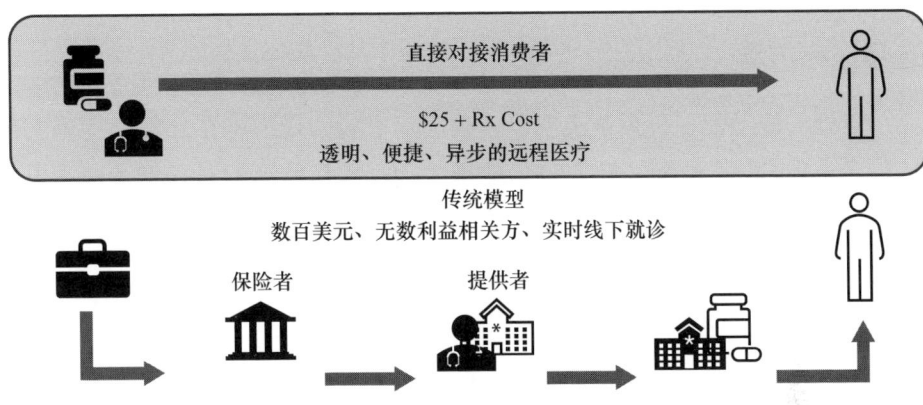

图 5.4　Lemonaid 的商业模式

资料来源：Author's rendering。2020 年 5 月。

数几家可以在全国范围内运营的远程医疗服务之一。各州不同的执照和规定使得跨州运营成本高昂，这也为 Lemonaid 的合规性提供了竞争优势。

Lemonaid 还拥有自己的技术和药房基础设施。其技术平台不仅支持患者在咨询过程中的沟通，还能在咨询后继续提供服务。药房位于美国中西部，负责将处方药邮寄到全国各地。公司通过集采组织从药品制造商处购买药物，提供的药物种类有限，大多数为低成本的仿制药。和咨询服务一样，患者直接支付药品费用，因此药品价格需要非常具有竞争力。

与许多竞争对手不同，Lemonaid 雇用的是专职医生。这让公司在质量控制上拥有更多主动权，确保每个接触环节都能提供高质量的医疗服务。所有的服务流程都基于定制化的循证协议，确保质量能集中控制并实时调整。当然，正因如此，公司的基础设施也需要相当大的投入。

自 2014 年开始运营以来，Lemonaid 已经积累了极高的声誉（A＋ BBB 评级），客户满意度超高（Apple 应用商店评分 4.9/5），员工满意度也很高（Glassdoor 评分 4.7/5）。

新冠疫情暴发后，Lemonaid 与 Quest Diagnostics 合作，推出了新冠病毒抗体检测服务，增加了现有的医疗选项。客户可以前往 Quest 的实验室进行检测，并通过 Lemonaid 账户查看结果。Lemonaid 还与 Scanwell Health 展开了合作，推出家庭版新冠病毒抗体检测，正在等待 FDA 批准。

远程医疗市场

新冠疫情暴发前，预测表明，远程医疗市场的规模将在2025年达到350亿美元（表5.5）。然而，随着疫情的暴发，远程医疗的增长预期大幅上升。根据2020年麦肯锡的一份报告，预计美国20%的医疗支出——大约250亿美元——将通过虚拟方式进行，其中近1/4的门诊就诊也有可能通过远程医疗完成（Bestsennyy et al.，2020）。

表5.5 美国远程医疗市场总规模预测（2014—2025年）

单位：10亿美元

年份	市场规模（$）	年份	市场规模（$）
2014	6.1	2020	15.9
2015	7.2	2021	18.7
2016	8.4	2022	22
2017	10	2023	25.5
2018	11.5	2024	29.8
2019	13.5	2025	35

资料来源：根据Statista（2018年11月）的数据，改编自Grand View Research ID938551。

*消费者需求。*多重因素推动了远程医疗市场的增长。消费者的期望发生了变化：最近一项调查显示，60%的参与者表示，如果新提供商提供"更快速的预约、更便捷的在线预订和视频咨询体验"，他们"绝对"或"很可能"会更换医疗服务提供商（econsultancy，2019）。美国医院协会的一项研究显示，"70%的美国患者对于通过短信、电子邮件或视频与医生沟通感到舒适"（BCC Research Staff，2018）。对于年轻一代而言，远程医疗尤其契合；最近的一项调查发现，千禧一代在购买产品或服务时，不太愿意与人直接接触（ABBYY，2018）。

近年来，雇主提供的健康保险计划逐渐提高了免赔额，这使得消费者在选择医疗服务支出方面的决策权逐渐增强（Hamel et al.，2019；Healthcare Global，2015）。Lemonaid的虚拟咨询费用通常从25美元起，与许多健康保险公司的患者共付费用相当或更低。通过Lemonaid直接获得服务，还能避免为了找到开放接收新患者且在保险覆盖网络内的医生而四处奔波的麻烦。信息对称和价格透明吸引了消费者——他们感到自己有权做出选择，这正是 Lemonaid 的优势所在。

　　虽然直面消费者的模式已经取得了成功，但它并不是唯一的满足远程医疗需求的方式。许多远程医疗公司与保险提供商合作，将远程医疗纳入其服务组合。远程医疗服务的覆盖范围近年来迅速增长。到2019年，约90%的大型美国雇主健康保险计划已经提供了远程医疗服务，如图5.5所示。

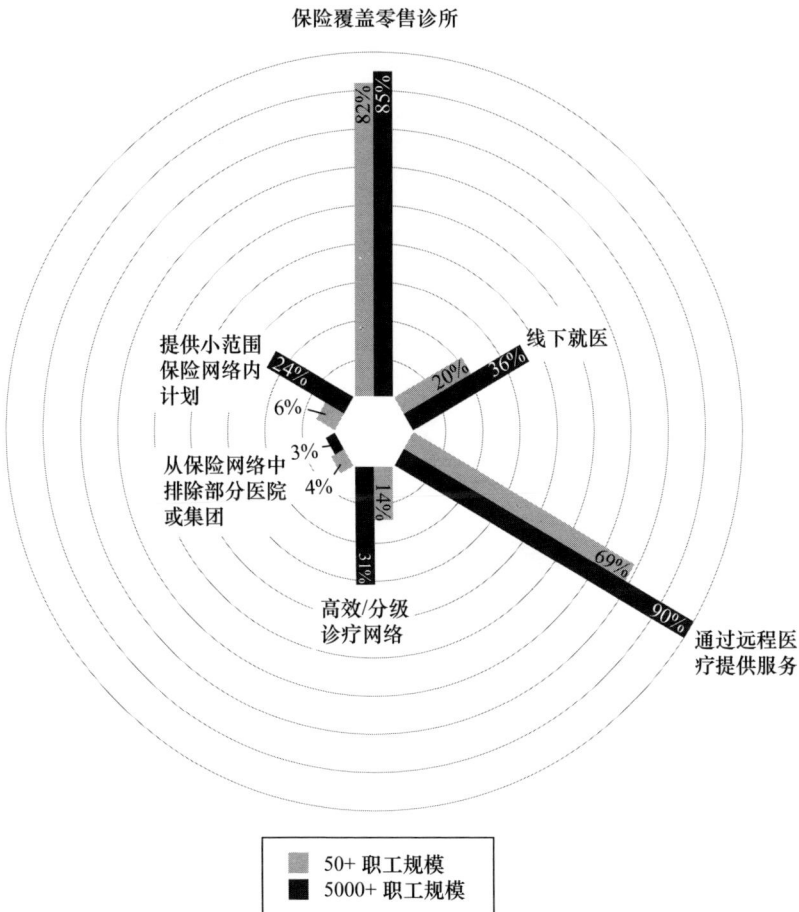

图5.5　不同公司规模的健康计划特征（2019年）

注：针对零售诊所、远程医疗及高效/分级诊疗网络，调查各公司最大参保人数的计划是否包含这些特征。

资料来源：Kaiser Family Foundation（2020年10月8日）《雇主健康福利调查2019》

https://www.kff.org/health-costs/report/2020-employer-health-benefits-survey/.

新冠疫情可能会永久性地改变民众对远程医疗服务的需求（图5.6）。过去，许多消费者对远程医疗感兴趣，而疫情加速了这种需求的产生。许多医生诊室关闭，患者担心面对面的就诊会增加感染新冠病毒的风险，经济形势也促使消费者寻求低成本、价格透明的医疗选择。根据哈佛大学研究人员主导的一项研究，由于疫情影响，从2020年3月的第一周到最后一周，门诊就诊量下降了近60%（Mehrotra et al.，2020）。为应对日益增长的需求，保险支付方在2020年3月扩大了对远程医疗就诊的覆盖范围，以适应传统面对面就诊之外的需求；2020年4月，《家庭优先新冠病毒应对法案》（*Families First Coronavirus Response Act*）要求所有私人和公共保险支付方全额覆盖新冠病毒检测及相关就诊——无论是面对面就诊还是通过远程医疗。田纳西州的蓝十字蓝盾公司是第一个宣布将远程医疗的覆盖纳入长期计划的支付方之一。

访问量与基线相比的百分比变化

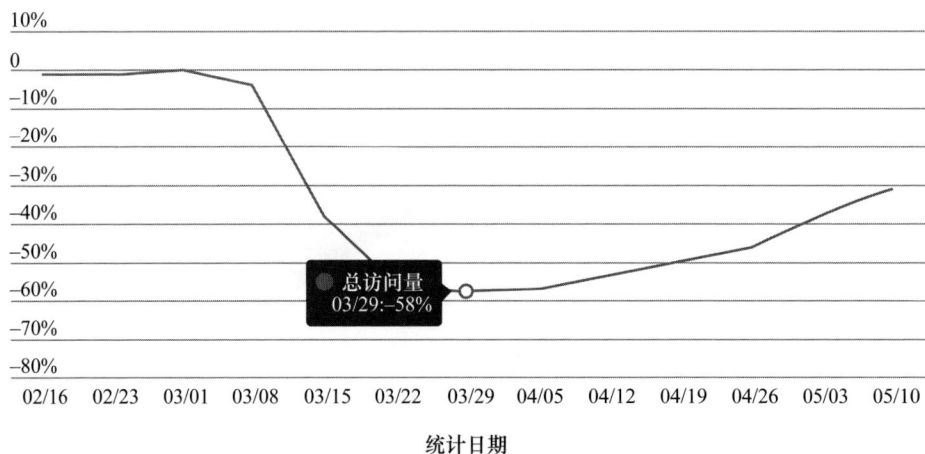

统计日期

图5.6　COVID-19大流行后美国门诊医疗服务就诊量变化

资料来源：Mehrotra, A., Chernew, M., Linetsky, D., Hatch, H., & Cutler, D.（2020年5月19日）《COVID-19大流行对门诊就诊量的影响：出现反弹迹象》，《To the Point》。https://www.commonwealthfund.org/publications/ 2020/apr/impact-covid-19-outpatient-visits.

一些支付方——例如Humana——与供应商合作，直接向其参保人提供远程医疗服务。Humana与远程医疗服务提供商Doctor on Demand合作，而United Healthcare、Aetna和许多其他商业保险公司则向会员提供免费的远程医疗服务。

服务供给。远程医疗平台现已普及，医疗从业人员有很多平台可以选择。由于奥巴马政府推行的电子健康记录激励计划，大量资金已投入建设电子病历和患者沟通平台（Centers for Medicare and Medicaid Services［CMS］，n.d.-b）。截至2017年，几乎90%的医生都已经采用了电子健康记录系统。然而，尽管技术平台已经普及，医生对远程医疗的采纳率仍然较低。来自大型保险公司理赔数据库的数据显示，2017年每千名成员的远程医疗就诊数量仅为6.57次，其中大部分是与精神健康相关的就诊（53%；Barnett et al.，2018）。尽管过去十年美国医生普遍采用了电子健康记录技术，但远程医疗的采纳速度依然缓慢，主要受限于法规和报销问题。

随着新冠疫情的暴发，医疗提供者快速整合技术进行远程治疗的能力得到了充分体现；医生和高级执业人员迅速过渡到远程医疗平台。哈佛大学的研究人员发现，在整体门诊访问量大幅下降后的几周内，基于远程医疗的就诊占比达到了30%（Mehrotra et al.，2020）。美国各地的医院和健康系统报告称，远程医疗的访问量激增。例如，位于亚特兰大的埃默里健康系统在2019年每天通过远程医疗接诊的患者只有几十名，但到了2020年5月，这一数字激增至近6 000例（Kier，2020）。

为了应对大流行所带来的需求激增，公共和私人公司纷纷涌向市场。原本预计需要五年的时间来发展的虚拟就诊服务，在新冠疫情的推动下，进程大大加速了。

然而，医生的服务有可能难以跟上需求的步伐。例如，公开上市的远程医疗公司Teladoc宣布，在2020年3月13日至3月20日，需求增长了50%，但顾客也反映等待时间显著增加，甚至在等待长时间后取消了预约（Olson，2020）。

除了远程医疗外，邮寄处方药的业务也在蓬勃发展，2019～2020年增长了21%，并占据了处方药市场份额的5.8%（Hopkins，2020）。美国各地的药房也提供或安排免费的药品送货上门服务（Olson，2020）。

监管和报销环境

远程医疗行业面临的挑战之一是各州之间的执照规定和复杂的报销政

策。美国各州对远程医疗有不同的监管规定，这使得全国范围内的操作变得复杂。

在新冠疫情期间，政府宣布国家进入公共卫生紧急状态，许多远程医疗的监管障碍被暂时放宽。2020年3月13日，联邦政府临时放宽了医生在提供远程医疗服务时，必须持有提供服务所在州的执照的要求（公共卫生紧急状态，n.d.）。这种放宽措施使得医疗提供者跨州提供远程医疗服务变得更加便捷（图5.7）。

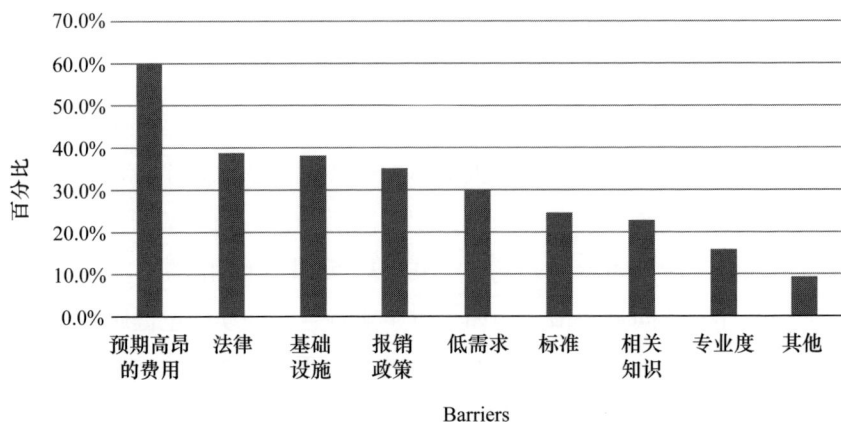

图 5.7　远程医疗的障碍

资料来源：BCC Research 提供，BCC Research Staff 引自世界卫生组织（2018年6月）。
《远程医疗技术全球市场》（BCC Research，报告编号 #HLC014J）。

在这些规定放宽之前，医生必须在患者所在州拥有执业资格。更为复杂的是，每个州都有自己的执照程序和法律（BCC Research Staff，2018）。远程医疗提供者还需要考虑责任保险问题，一些责任保险只覆盖医生在其所在州提供的远程医疗服务。此外，远程医疗提供者还需要遵守联邦法律，以保护患者隐私，因为远程医疗服务增加了泄露患者医疗信息的风险。

药品的监管也非常严格，尤其是邮寄的药物。随着阿片类药物危机的加剧，联邦政府加大了对线上药房的监管力度（FDA，n.d.）。药房必须遵守一系列包括由各州监管的执照和检查在内的合规问题。各州政策还规定了谁可以在何种监督下开具哪种药物的处方。这一切的监管都是由各州负责，没有统一的规定。遵循这些规定需要付出巨大的努力和成本。

远程医疗的报销政策在各州之间也存在差异。许多州有平价法案，要求私营保险公司按与面对面就诊相同的标准报销远程医疗服务。然而，保险公司可能会限制远程医疗服务的报销；一些健康计划为其受益人提供远程医疗服务报销，而另一些则不提供。这种政策的不一致性同样体现在心理健康服务上；尽管有联邦法律要求等价报销，但健康保险公司在覆盖方面存在不同的政策，有时声称某些服务并非医学上必要（Graham，2013）。无论临床情况如何，医疗保险仅在极少数情况下覆盖异步远程医疗服务，并将同步远程医疗服务的覆盖范围限制在处于健康专业人员短缺地区（HPSA）的患者中。

竞争格局

随着非面对面（non-face-to-face）医疗服务市场的不断扩大，远程医疗行业的竞争也愈发激烈。由于疫情带来了与远程医疗相关的监管放松，公共和私人公司纷纷涌入这个市场，以满足激增的消费者需求。如表5.6所示，像Lemonaid这样的公司虽然专注于某些特定服务，但也在细分客户群体、外包关键基础设施或要求保险等方面有所不同。Lemonaid不仅与提供远程医疗的公司竞争，还与提供线上线下初级保健的公司展开竞争。与此同时，Lemonaid还必须与传统的医疗集团和零售商竞争，这些零售商在新冠疫情的推动下，已将远程医疗整合为其核心服务，部分取代了门诊医疗服务。

远程医疗公司通常允许患者快速就诊，通常是当天就能见到第一位可接诊的医生。这些服务通常是异步进行的，并且通常会与在线药品配送服务相结合，将处方药邮寄到患者家中。服务范围通常限于非急性问题；有些公司提供的服务范围更窄，如性健康、健康管理或脱发等。支付方式通常是按次收费，但也有一些远程医疗公司与保险公司合作，以获得报销。患者通常是与提供者进行一次性服务，不会建立长期的医患关系。像Lemonaid这样的远程医疗公司直接向消费者提供服务；而其他一些公司则选择与保险公司和健康系统合作，通常采用白标合作模式，即使用医疗机构的品牌，而非远程医

表 5.6 Lemonaid 的市场竞争者

公司	网址	模型	服务项目	目标人群	价格信息	注释
HIMS & HERS	https://www.forhims.com/ https://www.forhers.com/	远程医疗（专科重点）	脱发护理、性健康、皮肤护理、心理健康、一般初级保健、营养补充剂	Hims：男性 Hers：女性	许多疾病的首次咨询免费，初级保健就诊 39 美元	现在提供初级保健访问、自有产品系列和套装、COVID-19 实验室检测、心理健康（置名支持小组、个人治疗和精神病学/药物治疗即将推出）
RO（包括 ROMAN, RORY 和 ZERO）	https://www.getroman.com/ https://www.hellorory.com/ https://quitwithzero.com/	远程医疗（专科重点）	Roman：性健康、头发和皮肤、日常保健 Rory：皮肤和睫毛、性健康、日常保健、更年期 Zero：戒烟	Roman：男性 Rory：女性 Zero：尝试戒烟者	15 美元网络咨询费＋处方药费用	仅在 Ro 平台上拥有执业医师、定制治疗和定制产品的州提供
NURX	https://www.nurx.com/	远程医疗（专科重点）	性健康（节育、性传播感染检测、紧急避孕）	女性	15 美元咨询费＋不同价格的测试 每月 5 美元方药	接受保险，包括某些州的 Medicaid 计划。仅在 Nurx 拥有执业医师并能运送处方药/检测试剂盒的州（@30）提供
Doctor on Demand	https://www.doctorondemand.com/	远程医疗	急诊护理、行为健康、预防保健、慢性病护理（哮喘、体重管理、血压、胆固醇等）	所有人包括儿童	价格取决于保险计划和/或雇主	与雇主和保险公司签订合同，为其雇主或会员提供折扣网络内服务。还为无保险者提供服务
Plush Care	https://plushcare.com/	直接初级保健	急诊护理、行为健康、预防保健、慢性病护理、性健康和保健、脱发	成人	会员费每月 14.99 美元，首次就诊 99 美元（无保险），就诊共付额模式（有保险）	与保险公司签订合同，为其会员提供网络内服务。直接初级保健模式
MDLive	https://www.mdlive.com/	远程医疗	急诊、行为健康、皮肤科	成人	根据医疗计划和咨询的具体病症而有所不同	COVID-19 风险评估，但未进行测试

续表

公司	网址	模型	服务项目	目标人群	价格信息	注释
Babylon Health	https://www.babylonhealth.com/us/	远程医疗	全面的初级保健	成人	虚拟咨询的共付额因医疗保险提供商而异。聊天室和健康简称功能免费提供，与保险范围无关	英国公司（有其他业务机构），正在进军美国市场。提供 COVID-19 信息，但未进行测试
Teladoc Health	https://teladochealth.com/	远程医疗	全面的初级保健	所有人（包括儿童）	保险公司或医疗保险计划提供此服务的人员可享受此服务。日常护理的共付额为 49 美元。某些专科服务的共付额更高	是美国最早也是最大的远程医疗公司之一，在纽约证券交易所上市。全球会员超过 2 700 万。还为医疗机构提供远程医疗软件平台
eVisit	https://evisit.com/	为供应商提供软件平台	为医疗保健系统、医院、医疗服务提供商等提供远程医疗软件平台	医疗服务提供者		专门用于 COVID-19 响应的 VirtualED
HealthTap	https://www.healthtap.com/	直接初级保健	综合的初级保健	成人	10 美元/月会员	与雇主和团体签订合同，为其雇员/会员提供服务直接初级保健模式。也为个人客户提供服务，但不常见

资料来源：Authors; listing not intended to be comprehensive but rather to provide examples of competitors and their offerings. Research conducted in June 2020.

公司的品牌。例如，Zipnosis为南卡罗来纳医科大学健康系统（MUSC virtual care）提供虚拟诊疗平台的所有技术支持。

虚拟初级保健是一种通过远程医疗向患者提供初级保健服务的模式，传统医院、健康系统、医生诊所或个人医生利用现有的基础设施提供此类服务。尽管这些服务可以完全虚拟化，但通常它们是传统面对面诊所的延伸，通常也会结合面对面和远程医疗服务，让患者能从同一个提供者那里享受两种服务。患者通常可以由同一医生进行长期跟踪。费用报销可能通过患者的健康保险计划进行，也可能由患者自行支付；像凯撒医疗集团（Kaiser Permanente）这样的支付方-提供方一体化组织就是在这一模式下运作的。

直接初级保健是一种按人头收费的初级保健安排，健康计划、雇主或患者每月向提供者支付一笔费用，以获得广泛的初级保健及相关行政服务。这种模式通常提供方便的全天候访问，包括办公室就诊和远程医疗，同时还提供双向虚拟沟通平台。与虚拟初级保健类似，建立医患关系是该模式的核心特色，涵盖了协调、转诊和沟通等内容。

传统的实体医疗机构也在这一领域展开竞争。医院和医生诊所开始提供新的服务模式，比如CMS在2021年推出的"初级保健首选"（primary care first）计划，这标志着从传统的按服务收费模式向新型模式的转变（CMS，n.d.-a）。越来越多的新零售医疗服务如CVS的Health Hub和沃尔玛的Walmart Health等，为初级保健服务提供了便捷的治疗服务，涵盖慢性病的治疗和管理等内容。

远程医疗中的心理健康

心理健康非常适合通过远程医疗平台提供，这得益于几个因素：患者需求量大；有资质的提供者严重短缺；相对较少依赖实验室检查、影像学研究和体格检查；以及与心理疾病相关的社会污名（Corrigan et al.，2014）。心理健康给社会带来了显著的负担，体现在成本、生活质量、发病率和死亡率上。据估计，70%的美国人存在未得到满足的心理健康需求（Henderson et al.，2013）。

多年来，人们对心理健康技术一直保持着浓厚兴趣；2015年的一项全国调查发现，心理健康应用在下载量最高的健康类应用中排名前三（Powell et al.，2019）。远程医疗通过消除地理限制，可以改善人们获得心理健康服务的机会，特别是可以将服务扩展到心理健康提供者匮乏的农村地区。由于缺乏心理健康专业人员，许多心理健康治疗的障碍问题加剧，因此通过远程医疗提供心理健康服务能有效填补治疗需求的空白（Mohr et al.，2017）。

心理健康服务的"剂量依赖性"（dose-dependent nature）通常意味着需要长期地跟踪和照护。远程医疗往往是面对面服务的桥梁。许多心理健康应用程序包括筛查功能，鼓励人们寻求本地的服务；因此，面对面服务的需求也可能随之增加（Powell et al.，2019）。研究者Shah等（2018）发现，线上问诊使总访问量（即虚拟问诊加上面对面就诊）在1.5年内增加了80%。

新冠疫情带来了经济困境、重大生活方式改变，以及相当长时间的不确定感。根据美国凯瑟家庭基金会的数据，在疫情期间，40%成人报告出现焦虑或抑郁症状，这一比例较2019年上半年仅10%的情况大幅上升（Panchal et al.，2021）。疫情使心理健康问题成为焦点，专家指出需要立即增加心理健康资源的可获得性，并建立基础设施来应对疫情带来的长期影响（Galea et al.，2020）。国际社会针对新冠疫情相关的心理困扰呼吁全球大力投资心理健康服务（联合国，2020）。世界卫生组织心理健康和药物滥用部门主任德沃拉·凯斯特尔（Dévora Kestel）表示："目前全球范围内所需的心理健康服务的规模化和重组，是构建适应未来的心理健康体系的机会。"如图5.8所示，美国的心理健康服务基础设施并没有为日益增长的需求做好准备。65%的美国非都市县（nonmetropolitan county）没有精神科医生，几乎一半的非都市县没有心理学家（Andrilla et al.，2018）。

决策迫在眉睫

Liu博士必须迅速作出决定，因为招募并培训合适的心理健康医师将需要数月时间。Lemonaid Health是否应迎合日益增长的心理健康业务？这个业务方向是否符合公司的战略？为什么？

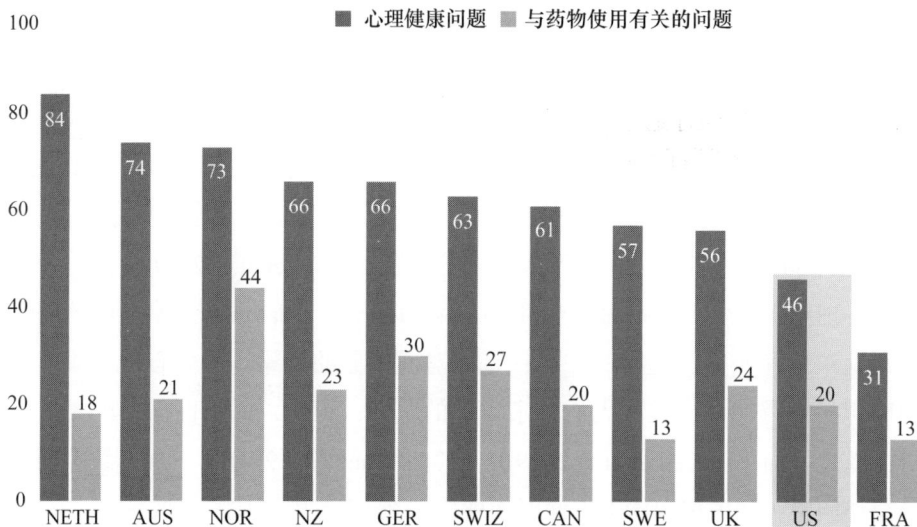

图5.8　2019年，初级保健实践应对心理健康或物质滥用相关疾病患者的准备情况

注：本图反映了自报"准备充分"的初级保健医生，这些医生认为自己在应对患有心理健康问题（如焦虑、轻度或中度抑郁）或物质使用相关问题（如药物、阿片类药物、酒精使用）患者的护理时具有足够的技能和经验。

*其他反应类别："有一定准备""没有准备"。数据排除了那些表示"不会接诊这些患者"的医生（0～2%不接诊心理健康问题；<1%～10%不接诊物质使用相关问题）。

数据来源：2019年《英联邦基金国际健康政策调查》初级保健医生。

资料来源：Tikkanen, R., Fields, K., Williams, R. D., II, & Abrams, M. K. (2020年5月21日). Mental health conditions and substance use: Comparing U.S. needs and treatment capacity with those in other high-income countries. The Commonwealth Fund. https://www.commonwealthfund.org/publications/issue-briefs/2020/may/mental-health-conditions-substance-use-comparing-us-other-countries.

值得思考的问题（配套阅读材料）

1. 阅读材料：Treacy, M., & Wiersema, F. (1993). *Customer intimacy and other value disciplines. Harvard Business Review*, 71(1): 84-93. 根据Treacy和Wiersema的定义，运营卓越意味着公司为"客户提供可靠的产品或服务，以具有竞争力的价格并以最小的困难交付"；客户亲和性意味着公司"不断调整和塑造产品和服务，以适应越来越精细的客户定义"；产品领导力意味着公司"努力生产一系列不断创新的先进产品和服务"。Lemonaid代表了Treacy和Wiersema的哪种价值学科：运营卓越、客户亲密性还是产品领导力？如果Liu博士决定扩展心理健康服务，这一决定是否与公司的价值学科一致？为什么？

2. 阅读材料：Drucker, P. F. (1994). *The theory of the business (cover story). Harvard Business Review*, 72(5): 95-104. 在 *The Theory of the Business* 一文中，彼得·德鲁克描述了理解一个组织战略意图的重要性。根据彼得·德鲁克，Lemonaid 转向心理健康服务是否代表了公司"商业理论"的改变？为什么？

3. 阅读材料：Porter, M. E. (1998). *Competitive strategy: Techniques for analyzing industries and competitors*. Free Press. 根据迈克尔·波特，Lemonaid 的通用战略是什么：总体成本领先、差异化还是聚焦战略？或者，Lemonaid 是否"进退维谷"？

4. 阅读材料：Porter, M. (1979 年 5 月). *How competitive forces shape strategy. Harvard Business Review*, 57(2): 137-145. https://doi.org/10.1007/978-1-349-20317-8_10 研究迈克尔·波特的五力模型中的每一项威胁水平（供应商、买家、竞争力量、新进入者和替代品）；哪些方面的威胁水平较高，哪些较低？阐述具体的理由。

财 务 管 理

引言

门诊医疗服务的财务管理不仅包括企业运营所需的常规财务和会计功能，还涉及复杂的收入周期管理。这一管理过程涵盖医疗服务的账单生成，以及确保从政府支付方、保险支付方和患者处获得及时且合规的报酬。

---

* 医疗服务机构门诊诊所，通常被称为医院诊所（hospital-based clinics），它们拥有并雇佣参与患者照护的员工。这些医疗机构门诊必须符合联邦医院评审标准，而这些标准高于一般的私人医生诊所（physician-based clinics）。在机构门诊就诊时，患者需支付两项费用：一项是医院服务费，另一项是医师服务费。

收入

优化门诊医疗服务的收入是领导者最重要的职责之一。然而，这项任务充满挑战，因为收入问题通常涉及复杂的监管环境和争议性管理决策。在大多数情况下，门诊服务的收入来自向患者提供的产品或服务。例如，一家骨科诊所可以为患者提供手腕扭伤的诊疗，包括拍摄X射线片和提供支具的费用而收取费用。然而，如果服务已安排却未实施，诊所将无法获得报酬。换言之，患者爽约会导致门诊收入为零。这一模式被称为按服务收费（fee-for-service，FFS），其核心理念是只有在提供服务后才能获得收入。在FFS模式下，服务量是收入的关键决定因素。

报销模式

随着医疗行业日益关注价值导向和成本控制，其他报销模式逐渐取代了以往占主导地位的FFS收入模式。然而，无论何种模式，门诊服务收入都与患者所接受的服务直接相关。其他替代性支付模式的主要形式包括：

固定月度支付：对于分配到诊所的患者，诊所可能会获得固定的月度支付。这种模式在初级医疗服务中较为常见，被称为"每人每月"（per member per month）支付。支付金额可能根据患者的病情严重程度或支付方设定的其他因素进行调整。

医疗周期支付：诊所可能会根据某一特定诊断、疾病或手术干预的整个治疗周期获得固定费用。例如，全髋关节置换手术可能按照一个总费用进行报销，而不再逐一结算手术前、手术中和手术后不同阶段的医疗程序代码（current procedural terminology，CPT）。这种模式被称为"整体费用"或"打包支付"，涵盖从治疗开始到结束的所有服务，包括少数例外情况。虽然这种模式在外科医生的专业服务中已较为普遍，但其正在扩展至包括其他相关服务，例如，支付方为全髋关节置换手术设定统一的费用标准，这笔费用不仅包括外科医生的报酬，还涵盖医院、麻醉科医师、病理科医师、放射科医师、康复、治疗等所有参与患者治疗的服务。CPT与国际疾病分类（ICD）代码之间的链接报销可能会覆盖个别CPT代码的合同允许费用，从而按照支付方认为合适的金额报销患者病情管理的费用。

风险支付与资金回收：当医疗机构对患者的医疗支出承担财务风险时，可能会涉及额外的付款或资金的回收。如果医疗支出在一定范围内得到有效管理，诊所将获得额外的奖励支付；否则，支付方可能会扣减或保留部分资金。

奖金支付：在某些支付模式中，医疗机构还会因达到质量、患者体验指标或报销水平相关目标而获得额外的奖金。这类奖金通常由支付方设定和管理。奖金支付形式多样，可以针对个体医生或提供者，但更常见的是基于整个医疗机构的表现。如果是后者，医院内部可能会产生一定的内部竞争以推动目标的实现。

当前并没有统一的报销模式，门诊机构通常会面对多样化的支付关系。为准确记录收入，诊所可能需要咨询会计师，并综合考虑如何将资金合理纳入管理报告体系。此外，从战术层面看，还需处理收入与预期服务的一致性核对问题。

患者服务净收入（net patient services revenue，NPSR）

除了患者照护收入，可能还会有其他来源的非医疗收入，如拨款、合同、董事会费用或专家证人费用；然而，大部分收入与专业服务的账单和收款相关（由临床医生提供患者护理时产生的收入）以及技术服务（通过设施或设备产生的收入，这些设施或设备允许单独报销）。专业和技术收入合起来被称为"患者服务净收入"。以患者手腕扭伤为例，门诊机构为该患者提供了外科医生的评估与管理、影像学检查，以及为患者提供的支具，从中获得了收入。

支付一美元就是购买一美元的服务，确实是这样吗？在门诊场景中，情况并非如此。医疗服务的支付方式与消费市场有很大不同。当顾客进入商店购买一条面包时，顾客期望支付面包标出的价格。相反，医疗服务的需求性质是随机的；疾病、伤害和生命威胁紧急情况往往是不可预测的。紧急住院、手术、康复服务以及其他高级治疗的费用可能非常高，若需自费支付可能会给患者带来沉重的负担。因此，患者购买健康保险作为减轻个人财务风险的手段。拥有保险如此重要，以至于雇主提供它作为吸引和留住员工的福利。

健康保险的主要前提是一群人进行风险共担；类似的比喻可以见于其他保险产品，如汽车保险。尽管保险是个人决定，许多患者仍然保留健康保险覆盖。因此，健康保险是门诊收入的重要组成部分。因为健康保险公司是从机构购买服务的，所以保险公司通常被门诊诊所称为"支付方"。

支付方组合（payer mix）

健康保险公司的组合，包括政府、商业公司以及自费患者，是影响门诊机构收入表现的一个因素。总的来说，门诊的业务组合被称为其支付方组合。图6.1展示了一个支付方组合的样例，需要特别指出的是，目前业界尚无统一的、标准化的保险公司分类方法。有些医疗机构会将Medicare（联邦医保）、Medicaid（联邦医疗补助）、工伤赔偿（Workers Compensation）、军人保险（Tricare）以及其他政府支付方统一归类为"政府类付款方"（Government）；而另一些机构则会将上述各类政府保险，以及商业保险中的不同公司，分别单独列为不同类别。数据经过标准化处理后，支付方组合是基于总收费来制

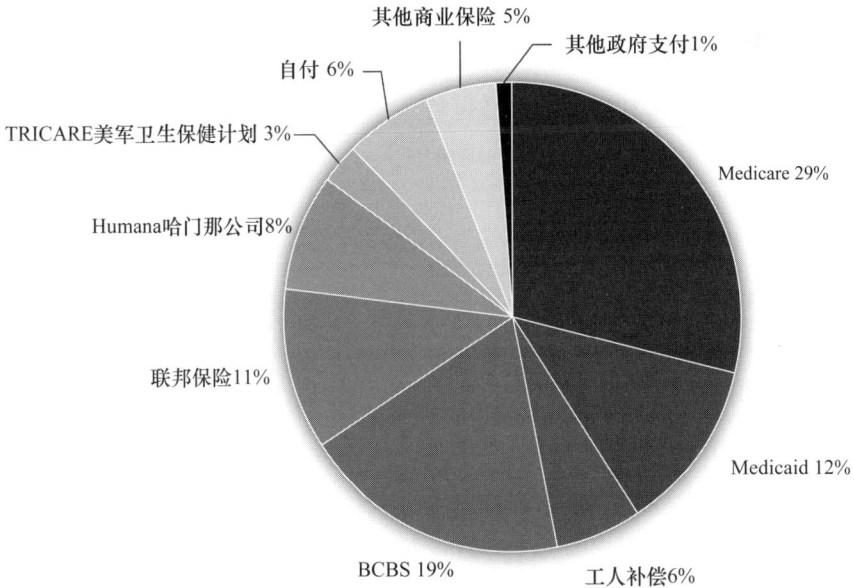

图6.1　支付方组合分布（示例）

BCBS，Blue Cross Blue Shield，蓝十字蓝盾保险公司；comp，compensation，补偿。
TRICARE，美国国防部为现役军人、退伍军人及其家属提供的一种医疗保障。

定和展示的。例如，无论患者的保险覆盖情况和机构与支付方的合同费率如何，99213*的费用始终是150美元。

门诊诊所的支付方组合会影响收入，因为不同支付方的报销标准存在差异。某些支付方为每单服务支付的金额较高。在这种情况下，将业务转移到该支付方可能会导致总收入的增加。重要的是，这一变化可能不会给机构带来额外的成本。例如，假设美国保险的优先提供者组织（Preferred Provider Organization，PPO）计划对99213的报销限额为84.50美元，而区域铂金计划为124.50美元。为PPO患者提供服务与为铂金计划患者提供服务的成本是一样的。每多接诊一名铂金计划患者，收入就将因支付方组合的变化而增加40美元。或者，机构可能会计算出其10%的患者群体由Umbrella Insurance覆盖。由于这是该机构最大的单一保险公司，他们可能会与Umbrella进行沟通，重新谈判更有利的报销政策。

支付方组合的管理对于门诊机构来说非常有挑战，因为支付方的组合往往反映了机构周围社区的特点，并非机构能左右的。例如，位于退休人员聚居区域的机构，其支付方组合很可能会由美国65岁及以上人群的联邦保险——Medicare主导。然而，调整支付方组合并非完全不可能。医疗机构可以通过市场营销策略针对特定患者群体，启动品牌战略进入相邻社区，或开设分支机构，吸引可能由更具有利报销的支付方覆盖的患者。

总费用

门诊医疗实践通常会制定一份费用表，列出每项服务的收费标准，这些收费被称为"总费用"或"总收费"。大多数门诊实践有一份标准的费用表，明确了每项服务的收费标准。这些费用可以供内部使用，只向患者披露其所接受的服务费用，也可以全部公开展示。在患者对价格透明度的要求日益增加的今天，联邦或州政府法律可能对医院公开价格表示支持。

与大多数其他商品和服务不同，门诊医疗实践中某项服务的具体费用通常并不等于其列出的总费用。相反，收入取决于门诊实践与保险公司（通

---

* CPT代码99213：既定患者门诊或其他门诊就诊，20～29分钟。

常称为"支付方")签订的合同。这些合同可能只有一个，也可能高达数百个。报销的比例被称为"可报销率"（allowable rates）或"可报销金额"（allowables），它们会根据支付方（例如保险公司）的不同而有所差异，有时还会根据健康计划或雇主的合同来调整。

此外，许多支付方会对服务的内容和构成有额外要求，例如，将某些检查与看诊捆绑在一起计费；或者根据服务的数量、频率和性质，做出不同的支付调整。更复杂的是，门诊实践可能并不会收到一份明确的报销清单，而是根据某些参考标准（例如医保的报销标准）来调整费用。支付方还可能要求患者支付一定的自付费用，比如免赔额、共保额等，这些费用通常需要先由患者支付，之后保险公司才会支付其承担的部分。资料6.1详细介绍了这些患者分摊费用。上述报销细节未能包含所有情况，门诊医疗面临的是永远不断变化的复杂环境。

资料6.1 患者的财务责任：常见术语

共付额（copayment）：指患者就每次就诊需要支付的固定费用或按比例支付的费用，通常根据就诊类型确定。例如，患者每次与医生进行面对面会诊时，可能需要支付50美元的共付额。

免赔额（deductible）：患者在保险公司支付医疗费用之前需要支付的财务门槛。例如，患者的保单可能有2 500美元的免赔额。直到患者支付了这笔金额（即达到免赔额），保险公司才开始承担支付责任。许多健康计划有多个免赔额层级，比如按网络内和网络外的服务分别设定免赔额，或者在个人和家庭级别上有所不同。

共保额（coinsurance）：指患者需要为某项服务支付的费用比例。实际上，患者的保险公司和患者本身将共同支付某项服务的费用。共保额通常为可报销金额的20%；通常在免赔额支付完成后才会开始收取。

网络外服务（out of network）：健康保险计划提供的保障通常与保险公司指定的医疗服务提供者和设施网络挂钩。如果患者选择接受不在保险公司指定网络内的服务，患者可能需要承担更高的费用分担。

自付封顶额（out-of-pocket maximum）：指在某一年度内，患者需要支付的总金额上限，通常按家庭或个人单位分层。患者在支付免赔额、共保额和共付额的累计费用达到自付封顶额后，保险公司将支付剩余的费用。

不覆盖的服务（noncovered services）：健康保险计划通常仅覆盖一部分特定的服务。如果患者接受了保险计划之外的服务，患者可能需要为这些服务承担费用。这些服务包括但不限于：保险方认为不具有医疗必要性的实验性治疗、行政费用（如填写文书）、计划中未包含的特定服务（如生育治疗）或限制患者每年可享受的特定服务次数。

要确定门诊实践是否能够从所有潜在的支付来源（如患者、政府和商业支付方）中获得最佳报酬，过程非常复杂。成功的关键是，患者和门诊机构都要清楚患者的保险情况，并了解患者需要支付的费用，同时确保所有应收的款项能够顺利收回。为了实现最佳报销，门诊实践必须了解并应对复杂的报销体系，并且在实际操作中做到有效执行。

收入周期

图6.2展示了在门诊医疗实践中，提供服务后账单处理和收款的典型过程。整个过程被称为"收入周期"，因此，处理这一过程的工作被称为"收入周期管理"（RCM）。一些收入周期环节在门诊现场进行，如核实患者的保险和计划（即"资格验证"过程）、收取患者自付费用，以及记录和编码费用。其他环节则由门诊的财务办公室或账单服务人员完成，如提交索赔、跟进索赔、支付记录和赔偿分析。

以下是收入周期过程中的关键组成部分，包括了将服务转化为最终支付的具体步骤。

预就诊阶段

收入周期的初始阶段发生在提供服务之前。预就诊步骤是收入周期成功的第一步，通常称为财务审核过程。有效的预就诊过程不仅能帮助门诊准确

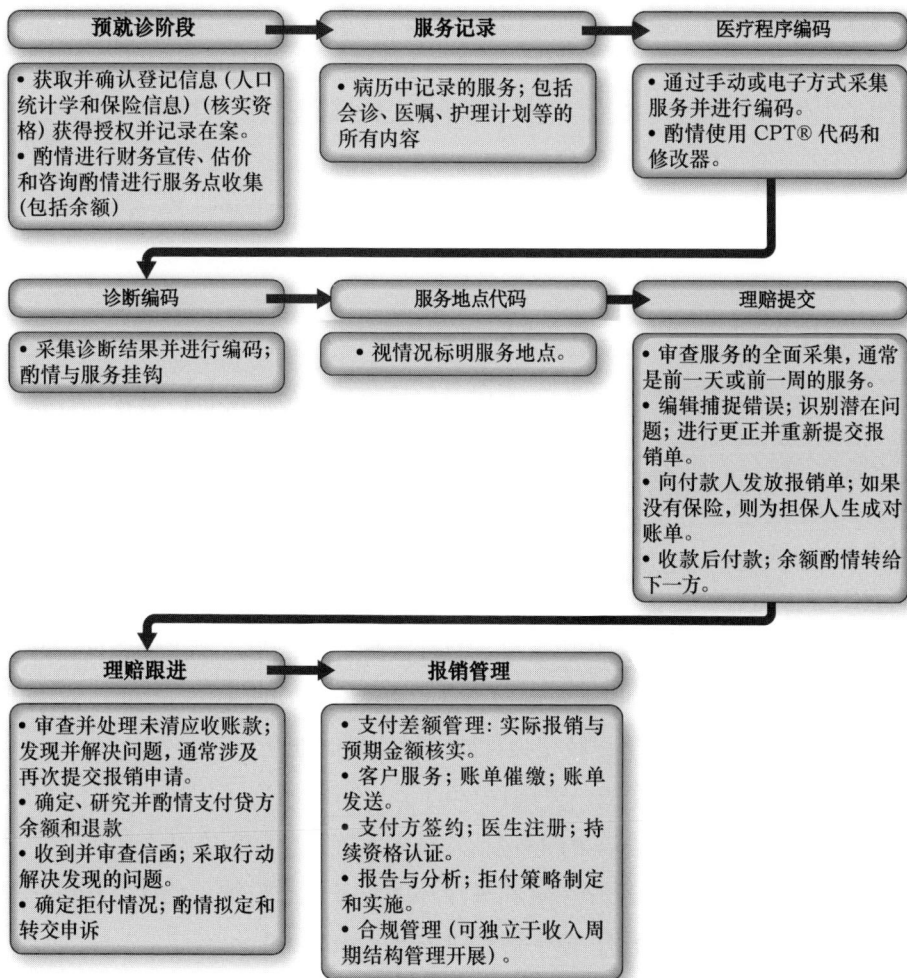

图6.2 门诊收入周期

及时地收到付款，还能有效地管理患者的财务健康。如果门诊未能核实患者保险的某个要素，账单过程将出现问题，患者将收到全额账单。除了注册挂号过程（包括采集和确认患者的个人信息和保险信息），预就诊过程还包括与患者沟通其财务责任，并在适当时收取相关费用。

服务记录

为了进行账单处理和收款，必须记录提供的服务。这些记录通常会保存在患者的电子健康档案中。对于门诊医疗机构来说，准确详细的服务记录非常重要，通常会进行"临床文档改进"（clinical documentation improvement，CDI）工作，通过培训和教育医生，确保记录准确反映所有提供的医疗服务。准确的记录不仅保证了高质量的患者护理，还能帮助医疗机构准确地进行费用编码，从而确保及时和准确地支付。如果保险公司拒绝付款，准确的记录也能支持医疗机构进行申诉。

医疗程序编码

医疗程序给每项服务分配一个特定的代码，确保服务可以被正确计费和报销。

过去，医生通常会记录他们做了什么服务，例如，"我为患者治感冒。"但这到底意味着什么呢？一位医生可能与患者仅仅交流了几分钟，告诉患者回家喝汤；而另一位医生可能花了几个小时检查和评估患者，确定并处理影响患者健康的社会因素，开检查单，制订治疗计划，为患者提供咨询，并协调患者的护理。实际上，"为患者治感冒"可能介于这两种情况之间，这个案例展示了将临床医生的笔记转化为具体支付项目的难度。

为了规范和统一收费，美国医学会于1996年制定了"医疗程序术语"（CPT）编码系统。最初，CPT只包括外科手术程序，随后在几十年里扩大至所有专业医疗服务。原医疗保险和医疗补助服务中心采纳了CPT，并将其作为联邦机构的医疗通用程序编码系统（HCPCS）的一部分。

如今，CPT仍然是主要的编码集。由于它是联邦政府根据1996年《健康保险便利和责任法案》设立电子交易标准的核心，CPT在2000年成为专业医疗服务和程序的国家编码标准。CPT代码由五位数字组成，主要的类别 I 代码是数字编码，而补充性的类别 II 和 III 代码则包含数字和字母字符。CPT代码可以附加多个修饰符。两位数字的修饰符通常跟随CPT代码并以短横线分隔，它可以改变支付金额，或者仅作为信息用途。需要注意的是，所有临床医生使用的是同一套CPT编码集，也就是说，CPT是不分专科通用的。因此，同一个CPT代码可以被内科医生或神经科医生使用，且必须代表相同的服务。

在前面提到的"感冒治疗"案例中，临床医生通常会使用来自CPT编码书中的评估与管理（E&M）部分的代码。临床医生需要查看自己记录的行动，确定应选择哪个代码。例如，CPT代码99213（知识框6.1），代表的是针对既定患者的门诊或其他门诊诊疗的评估与管理。

知识框 6.1　　CPT 99213描述

CPT 99213代码适用于已有病史的患者进行的门诊或其他类型的门诊就诊，主要用于评估和管理患者健康状况。该代码要求进行适当的病史采集和/或体检，并涉及低程度的医疗决策。当使用时间作为选择代码的依据时，指的是在就诊当天，持续20～29分钟进行相关门诊医疗服务。

来源：美国医学会，2021年，《CPT® 2021》。

诊断编码

在服务记录和手术编码完成后，接下来需要将该服务与诊断代码相匹配，这个过程被称为"关联"或"链接"。诊断编码使用的是ICD系统，该系统由世界卫生组织编写并维护。2015年，美国采用了其国家ICD变体的第10次修订版，即临床修改版。该诊断编码集包含约70 000个代码，被称为《国际疾病分类第10版临床修改版（ICD-10-CM）》。

每一个CPT手术代码都需要与一个或多个ICD-10-CM诊断代码相对应。ICD-10-CM编码不仅可以表示与此次治疗相关的诊断，还可以提供其他补充性的信息，诸如患者的健康状况、疾病的起因、并发症或外部原因等。比如，ICD-10-CM代码能够描述病因、临床表现、后遗症、外部致病因素以及影响患者健康状态的其他因素。根据世界卫生组织的定义，ICD系统是全球健康趋势和统计数据识别的基础，也是报告疾病和健康状况的国际标准。这些编码还被广泛用于临床和科研目的，以支持公共卫生的改进。

与描述医疗服务的编码（如医院使用的疾病诊断相关分组［DRG］编码和CPT编码）不同，所有在美国提供服务的医疗实体都使用ICD-10-CM编码来表达诊断信息，以便进行支付。尽管前面提到的编码顺序通常是手术编码先行，诊断编码随后进行，但在实际操作中，手术编码和诊断编码可能是同时选择的，或者顺序可能会有所不同。

基于资源的相对价值体系（resource-based relative value scale，RBRVS）

RBRVS产生于20世纪80年代末期，作为客观的支付机制，用于医疗保险对专业医疗服务的报销，而这些专业服务正是门诊实践的核心内容。在1992年RBRVS评分系统正式推出之前，医疗保险是根据收费比例来支付的。例如门诊对某个CPT代码收取100美元，医疗保险支付其中的一部分（假设是80%），那么保险可支付的额度就是80美元。尽管这种支付方式在许多年里被广泛使用，但它是不可持续的，因为临床医生可以简单地提高收费以获得更多的报酬。

在RBRVS计算中，每个CPT代码都对应一个总相对价值单位（RVU）。总RVU由三个部分组成：工作量（work effort）、医疗执业成本（practice expense）和医疗事故保险费用（malpractice）。每个部分会根据地理位置进行调整。三个部分的总和（即总RVU）再乘以一个每年由联邦政府更新的支付换算系数，最终计算出每个CPT代码的医疗保险支付标准。见图6.3 RBRVS支付公式。

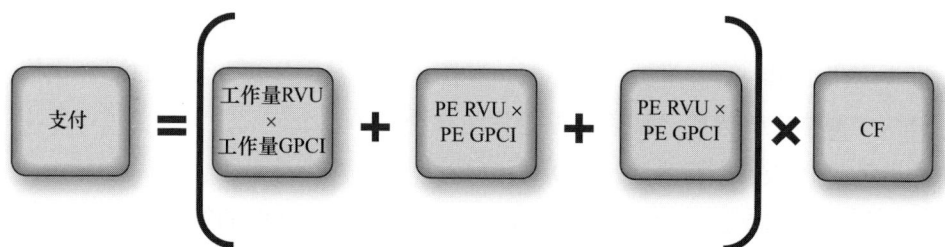

图6.3　基于资源的相对价值评分（RBRVS）支付公式

RVU，总相对价值单位；CF，转换因素 conversion factor；GPCI，地理费用成本指数 geographic practice cost index；MP，医疗事故保险费用；PE，医疗执业成本。

资料来源：美国医疗保险和医疗补助服务中心（CMS）。*How to use the searchable Medicare Physician Fee Schedule*. https://www.cms.gov/files/document/2020-physician-fee-schedule-guide.pdf.

在RBRVS系统推出后不久，除了医疗保险，许多其他保险公司也开始采纳RBRVS作为专业服务报销的依据。今天，RBRVS已成为大多数保险公司支付专业服务费用的基础，当然，RBRVS也存在一些挑战[①]。

---

① RBRVS面临的挑战包括但不限于：该体系每年都会更新，这给趋势分析带来了困难；并非所有的CPT®代码都被赋予了相应的单位，尤其是那些不被Medicare报销的项目；一些利益相关方对某些代码所对应的相对价值（特别是"工作量"部分）存在异议。尽管存在这些问题，RBRVS仍是业内通用的标准，有助于进行内部及外部的对比分析。

工作量RVU是总RVU的三个组成部分之一，它通常被用来记录、监控和分析临床医生的工作产出。同时，工作量RVU也为成本核算、成本分配和其他分析提供了依据，因为它反映了与服务单元相关的工作量，而不考虑支付金额。这意味着，无论服务是为美国保险公司、区域高级保险患者提供，还是为不支付费用的患者提供，服务的工作量计算都是一样的。简而言之，它将服务从支付金额中分离出来，使其适用于广泛的分析。

由于报销系统的复杂性，支付者组合及其变化的影响难以评估。因此，门诊实践可以利用RBRVS进行进一步分析。图6.4示例分析：以Medicare的RBRVS为基准，对不同保险支付方进行直接比较。

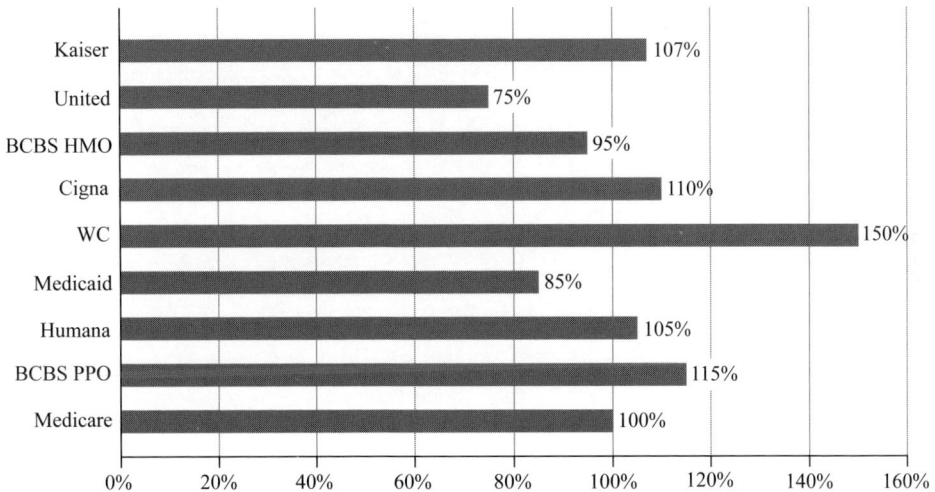

图6.4 示例分析：各支付者方报销与Medicare的比较

BCBS，蓝十字蓝盾保险公司；HMO，健康维护组织；PPO：首选提供者组织；WC，职工赔偿。

服务地点代码

门诊实践可能在多种地点和设施中运作。这些设施使用"服务地点"（place of service，POS）代码进行标识。报销金额根据服务提供的地点而有所不同。因此，必须为每个服务单元编码相应的POS，并在账单索赔表格的相应字段中提交。

以下是门诊实践常用的服务地点代码及其描述（见资料6.2）。

资料6.2 常见服务地点代码及其描述

11 诊室：指除医院、技术护理设施（SNF）、军队治疗设施、社区健康中心、州或地方公共卫生诊所，或中级护理机构（ICF）外的医疗服务地点，在该地点，健康专业人员常规进行健康检查、疾病诊断和治疗。

12 家庭：指除医院或其他设施外的私人住宅地址，患者在此接受护理。

15 移动单元：指可移动的设施/单元，配备有提供预防、筛查、诊断和/或治疗服务的设备。

17 零售健康诊所：指位于零售运营中的健康诊所，患者可随时进入就诊，提供预防性和初级保健服务，但不属于办公室、急诊护理设施、药房或独立诊所，且不属于其他POS代码范围。

19 院外门诊医院：指位于院外的医院服务部门，提供诊断、治疗（包括手术和非手术）和康复服务，主要针对不需要住院或机构化治疗的病人。

20 应急诊所：不同于医院急诊室、办公室或诊所，旨在为急需医疗救助的无预约患者提供诊断和治疗的设施。

22 院内门诊：医院主院区中的一部分，提供诊断、治疗（包括手术和非手术）和康复服务，主要针对不需要住院或机构化治疗的病人。

24 门诊外科中心：独立的设施，非医生办公室，提供门诊手术和诊断服务。

50 联邦合格健康中心：位于医疗资源不足地区的设施，为医疗保险受益人提供常规的初级医疗护理，且由医生进行整体管理。

资料来源：美国医疗保险和医疗补助服务中心（2019年10月）。

专业索赔数据库中的服务地点代码。

https://www.cms.gov/Medicare/Coding/place-of-service-codes/Place_of_Service_Code_Set.

本章详细描述了与四个接诊量最高的门诊服务地点相关的报销细节，这些地点包括医生诊室（11）、医院门诊诊所（19和22），以及门诊外科中心（24）。

服务地点11描述的是临床医生的诊室，无论其所有权如何。这些门诊实践使用CPT编码进行账单处理，并通过CMS-1500账单表格提交账单。医保医师费用表（PFS）用于报销。提供的服务被视为"专业服务"。除了医生，其他医疗专业人员也使用此服务地点进行账单和收费。

服务地点19和22代表的是医院门诊诊所，通常由医院或医疗集团作为所有者。医院门诊诊所必须通过Medicare、Medicaid，以及其他支付方的认证，并遵守该指定所发布的相关规则和法规（例如，遵守联合委员会的要求），但在特殊情况下可有例外。如果被认定为医院门诊诊所，该诊所使用CPT编码在CMS-1500表格上标明专业服务，并提交设施费用，这些费用在不同的账单表格——CMS1450（UB-04）中进行记录和提交。医院门诊诊所的专业服务支付率低于在非设施环境中提供的专业服务（如医生诊室11）。除了专业服务外，医院门诊诊所还会因使用提供该服务的设施而获得一笔固定费用。服务地点19表示诊所位于院外，而服务地点22则表示诊所位于院内。除了Medicare和Medicaid外，其他保险公司也有可能支付部分场地和设施费用。这种实践配置形式被称为"医疗服务提供方"或"医院诊所"。此外，常常会提到"拆分账单"这一术语，因为需要提交两份账单———一份是专业费用，另一份是设施费用。

服务地点24表示在门诊外科中心（ASC）提供的服务。与医院门诊诊所一样，机构必须经过认证并被认定为门诊外科中心。虽然使用CPT编码进行专业服务的账单处理，但设施费用有所不同。ASC的支付使用一种独特的报销机制，称为"门诊预期支付系统"（OPPS）。有关OPPS的更多信息，请参见资料6.3。

资料6.3 门诊预期支付系统

门诊预期支付系统（outpatient prospective payment system，OPPS）为医院门诊服务的设施费用提供了支付结构。自2000年起，OPPS取代了基于医院报告成本的支付系统。与专业服务类似，OPPS根据换算系数和相对权重来确定支付，并根据地理位置进行调整。换算系数每年根据医院市场一揽子指数减去多因素生产率调整，且会受到医院质量指标通过率的影响。与医师费用表不同，医院可以获得针对高成本服务的异常值支付调整，并可获得新技术的支付报销许可。自OPPS通过以来，针对某些癌症、农村和儿童医院，已设置了增额支付校正因子，这些特例仍然有效。图6.5展示了OPPS的支付结构。

对于结合了专业服务和设施服务的门诊服务，可能涉及两个不同的实体参与收入周期。例如，一个学术机构的教职工保险计划可能将其肿瘤科放置在医院门诊诊所中；此时，保险计划会开具专业服务账单，而大学医院则开具设施费用账单。同样的情形也适用于门诊外科中心。或者，如果单一机构拥有临床医生和设施的所有权，那么账单可能由同一机构开具。因此，正确的服务地点对于门诊实践来说，尤其是在其对收入的影响方面，是至关重要的。

CMS根据临床特征和成本相似性，将各项服务划分为门诊支付分类（ambulatory payment classifications，APC）。在同一APC中的服务具有相同的支付标准；APC会定期由专家咨询小组审核和更新。每年会设立新的技术APC，并在该分类中保留两到三年，以便CMS有足够的时间研究并为支付确定价值。血液、血液制品及某些药物等服务将单独支付。APC不包括专科服务。附加服务（即支持性或辅助性服务）会并入主服务的支付中，这种打包方式旨在鼓励医院有效利用资源。对于门诊就诊，院外的机构门诊诊所需按PFS等效支付标准收费。位于院内或医院园区250码（约229米）内的医院门诊诊所，仍按OPPS程序支付。以上规则可能会发生变化。

理赔提交

在完成服务后，CPT代码、相关诊断信息和服务地点信息会被填写在相应的索赔表单中并提交申请报销。通常，这些信息通过信息系统传输①。除了

---

① 这一流程可能包含多个步骤，有些步骤需要人工参与。例如，在一些门诊机构中，医生完成病历记录后，系统会根据记录内容自动提示可能适用的编码；或者，由专职的编码员负责从病历中提取信息并选择合适的代码。某些机构会结合这两种方法，或者对部分病例进行审核。选定的代码最终被输入系统并确认，用于后续的账单处理。虽然许多机构使用整合的信息系统，但也有一些使用单独的运营管理系统和电子健康记录系统。因此，文中提到的"系统"并非指某个特定产品，而是可能包含多种手动和电子流程的组合。

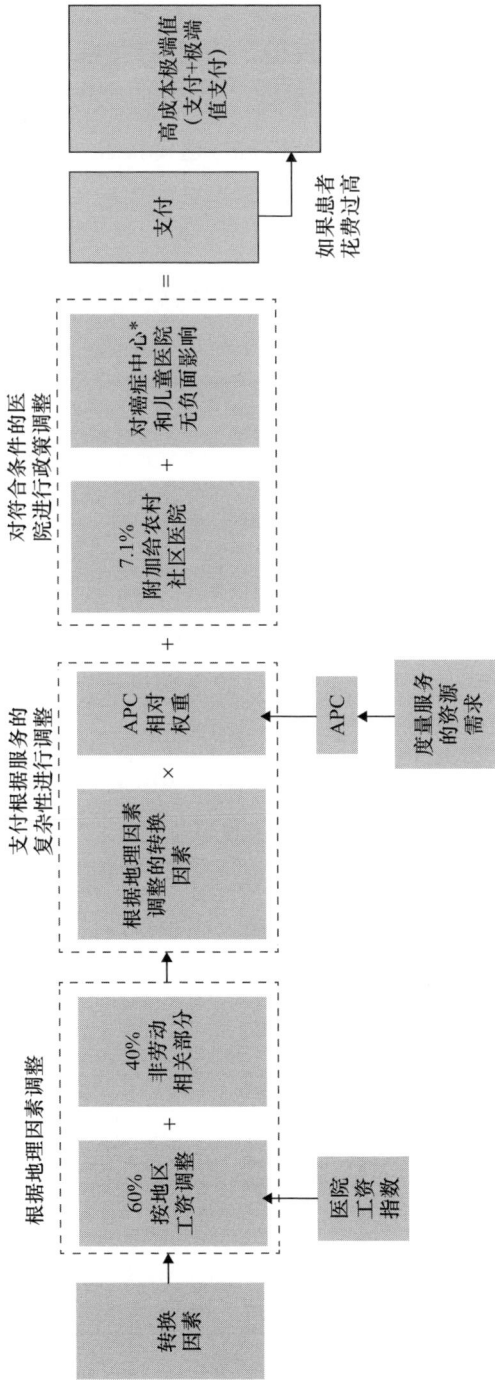

图 6.5 门诊预付费系统

资料来源：Medicare 支付咨询委员会 Medicare Payment Advisory Commission（2016年10月）。*Outpatient hospital services payment system*（第二页）。http://www.medpac.gov/docs/default-source/payment-basics/ medpac_payment_basics_16_opd_final.pdf.

NOTE：门诊付费分类是门诊预付费系统的服务分类系统。

*Medicare 调整了 11 个癌症中心的门诊预期支付系统支付率，使每个癌症中心的支付成本比（PCR）等于平均值，PCR 适用于所有医院。

APC，ambulatory payment classification 门诊支付分类；SCH，sole community hospital 唯一社区医院。

核心信息外，理赔表单还会包含患者姓名、出生日期、服务日期等多个数据项。这些数据大多以电子方式传输，从医院的系统到清算中心，再通过电子数据交换（EDI）发送到正确的支付方。如果在传输过程中发现错误，清算中心会拦截数据并生成一份"错误报告"返回医院。这份报告列出了需要修正的问题，方便账单人员进行调整。只有在这些错误被纠正后，索赔才能成功提交给保险公司。

如果患者没有保险（全自付），服务信息则会生成账单直接发送给负责支付费用的人（通常是患者本人，也可能是其配偶或父母）。区别在于：理赔是向保险公司申请支付，而账单是向患者直接请求付款。

理赔跟进

在理赔提交后，医院需主动跟进政府和私人支付方，确保理赔得到处理和支付。许多私人支付方要求在规定的时间内提交，逾期可能导致拒付。支付时限因支付方而异，通常为60～90天，政府支付方的时限可能延长至365天。此外，医院还需要跟进担保人或患者，确保账单被支付。医院需积极管理未付的保险和患者账款，这些账款统称为应收账款。应收账款通常按照支付方分类进行汇总，方便分析未付款项的情况。相关的报告如账龄试算表（aged trial balance，ATB）能帮助诊所了解未收账款的账龄分布（表6.1）。另一份重要的报告是应收账款周转天数（days in receivables outstanding，DRO）报告，这是一个关键绩效指标。DRO通过用总应收账款（扣除贷方金额）除以当前的日均收费计算得出。有关KPIs的更多信息将在后续章节详细介绍。

表6.1　账龄试算表样本　　　　　　　　　　　单位：美元

周转天数	应收账款	百分比	周转天数	应收账款	百分比
0～30	$19 110 769	75.53	121～150	$507 969	2.01
31～60	$2 197 524	8.69	151～180	$366 722	1.45
61～90	$1 153 465	4.56	181＋	$1 260 015	4.98
91～120	$705 772	2.79	总数	$25 302 236	100.00

医院的业务办公室人员（或外包的账单服务机构）会采取系统性工作流

程来识别并管理逾期应收账款（见"专家意见"侧栏，了解专家对最佳实践的建议）。延迟付款可能由多种原因引起，包括理赔传输不成功、待修改的理赔、理赔被拒、支付方要求额外信息等。由于担保人（患者或其负责支付费用的一方）通常需支付部分费用（如共付额、免赔额、共保比例或余额），能否成功从患者处收取款项对实现全额支付至关重要。随着应收账款账龄的增长，特别是患者欠款的回收率通常会自然下降。这一阶段的工作还可能涉及贷方余额和退款——需退还给相关方的款项。由于收入周期的复杂性，这种情况十分常见。

　　收取这些未付金额的责任通常由医院的业务办公室[①]或外包账单服务机构承担。外包机构通常被称为账单服务公司。

专家意见：账期管理的最佳实践

Mona Reimers，MBA

行政运营总监

Mary Ellen Kellogg

账单办公室主管

Ortho NorthEast，印第安纳州，韦恩堡

管理门诊医疗服务的收入周期（RCM）并非易事，但我们总结了一些能够改善结果的关键方法。以下是我们认为最有效的10条最佳实践：

（1）保留证明

医疗账单处理常常复杂且需要跟进。电子数据交换（EDI）标准化数据传输，配有时间和日期戳收据，有助于证明索赔已按时提交。

（2）报告关键指标

强大的财务状况依赖于跟踪从患者数据录入到提供医疗服务，再到账

---

　　① 负责处理账单的团队可能有多种称谓，例如业务办公室、账单管理部门或收入周期管理办公室等。具体职责可能涵盖收入周期的全部环节，也可能仅负责部分流程。如果职责有所划分，通常是由特定人员专门处理索赔的提交及后续事项。

单和后续管理的关键绩效指标。通过仪表板，高层可以监控进度并识别各类RCM变量的趋势，如员工生产力、收款、账龄应收账款、无错误索赔率、收费金额及相对价值单位（RVUs）等。

（3）熟悉规则

了解每个支付方关于提交无错误索赔的独特要求可以帮助医疗机构避免昂贵的延迟。例如，一些支付方接受带有"—50"修饰符的双边编码在一行提交，而另一些支付方则要求将这些编码分为单独的项目。

（4）关注低支付情况

在支付方处理完索赔后，医疗机构应核实索赔是否根据合同费率准确支付。

（5）确定根本原因

通过确定错误的来源（例如，流程问题或单次失误），可以帮助避免将来发生类似的索赔被拒。

（6）重视账单代码

支付方通过账单代码（CPT、ICD-10、HCC等）评估患者群体的健康状况和提供者的服务质量。甚至来自外部来源的信息（如患者术后住院率）也可能影响支付方对服务质量的评估，进而影响报销金额。

（7）管理索赔拒付

通过在提交前自动检查每份索赔的准确性，对缺失或信息错误的账单进行拦截和退回，可以避免拒付、付款延迟及修改错误索赔的额外成本。对被拒索赔或被拒服务进行及时审查至关重要，有助于在规定时限内发起申诉，避免服务费被少付或完全拿不到款。

（8）认识到流程的相互依赖性

投入资源完善门诊机构创收流程中的各项基础设施，不仅能提升账单处理效率，还能帮助临床和行政员工在工作中输入正确的信息，从而做出更准确的决策。因为他们的工作直接影响整个流程的顺畅运作与收入生成。

（9）利用科技

技术进步使患者更容易提前支付费用，可以通过在线支付、短信、智能手机应用支付费用，或者将信用卡信息存档。

（10）调动人员积极性

雇用积极向上的员工，评估员工的效率和效果，并提供持续且系统的培训，是门诊机构成功地管理收入周期的关键因素。

报销管理

将理赔单或账单发送给相关责任方的过程相对简单，但理赔过程却增加了巨大的复杂性。如前所述，门诊机构在每个服务单元上有其"总费用"，并与支付方签订了合同，为每项服务设定了不同的"支付限额"。医保支付限额代表预期或计划收到的付款金额。字面上，"支付限额"就是医院可以为服务单元（由CPT代码定义）收取的款项，无论这笔款是由支付方支付、患者支付，还是两者共同支付。这一金额是根据诊所与保险公司在健康计划层级上达成的合同决定的（保险公司通常提供多种健康计划）。因此，同一家保险公司针对同一个CPT代码可能有多个支付限额，由患者所参与的健康计划决定实际支付的金额。

保险公司可能支付部分或全部支付限额，或者表示患者需要支付其中的一部分（例如自付费用或共付费用）。与支付限额一样，这些金额可能会因健康计划或患者的保险政策而有所不同。大多数支付方通常会支付总费用或指定的支付限额中较低的那一项。因此，总费用通常需要高于保险公司可能支付的最高金额以确保完全覆盖。

尽管门诊机构尽最大努力提供服务、记录、编码并及时准确地提交理赔申请，但估计有5%～10%的服务会被保险公司完全拒付[①]。拒付的常见原因及可能成因见表6.2。识别和分析拒付原因有助于医疗机构制订和执行解决方案，以解决延迟付款的根本原因。

---

① 美国家庭医生学会。收入周期管理：关键指标。访问日期：2020年10月21日，网址：https://www.aafp.org/family-physician/practice-and-career/managing-your-practice/practice-finances.html#。

表 6.2　拒付索赔的常见原因及可能成因

拒付理由	可能原因
无法确认患者为我们的被保险人。此保险公司/承包方不承保该索赔/服务，您必须将索赔/服务提交给正确的保险公司/承包方 费用发生在保险终止后 索赔涵盖了无效和有效的保险期间，请分开提交索赔 根据保险利益协调，该护理可能由其他保险公司支付	患者的保险信息未被正确收集或记录；患者提供了错误的保险信息；医疗机构未核实患者的保险资格；患者可能已离职或更换保险计划，而保险公司的记录未更新
授权编号缺失、无效，或不适用于所申报的服务或提供者 缺少转诊或已超出规定范围 该服务未经网络/初级保健提供者授权	医疗机构未能获得所需的授权或转诊，或患者健康计划的有效转诊期限已过
此为非承保服务，因为它属于常规/预防性检查，或在常规/预防性检查中进行的诊断/筛查程序 此类服务不在承保范围内，因为保险公司认为其不符合"医学必要性"标准 该服务/设备/药物不在患者当前的保险计划范围内	并非所有服务都包含在患者的保险计划中。医疗机构在提供服务前未核实保险范围。患者即使拥有有效的健康保险，所选计划的福利结构也各不相同。如果患者已被告知该服务不在承保范围内或受限，并已做出其他安排，则费用责任可能转移给患者或其他担保人
索赔/服务缺少必要信息或存在提交/计费错误，需要提供更多信息以便审核处理	索赔表中缺少关键信息，如保险计划识别号、诊所税号、工伤日期（针对工伤赔付）、主治或转诊医生的国家提供者识别号等。在索赔提交前，未建立足够详细的审核流程，以确保识别和纠正这些错误
服务日期所用的手术代码无效 手术代码与所使用的修饰符不一致，或缺少必要的修饰符 手术代码与服务地点不匹配 手术/收入代码与患者年龄不符 出生日期晚于服务日期	编码、费用录入或费用提交存在错误或遗漏。或者，保险公司对支付所需的数据提交有特定要求，但这些要求尚未被满足或未知

资料来源：Left column—data from Washington Publishing Company. (n.d.). *Claim adjustment reason codes*. https://x12.org/codes/claim-adjustment-reason-codes。

　　门诊机构在付款方面面临诸多挑战，理解并系统化拒付管理有助于解决许多问题。拒付可能是合理的，例如患者的保险已过期而医院未能识别；也可能需要医院提出申诉，例如保险公司拒绝为特定诊断提供的服务付款，声称该服务"无医疗必要性"。在这种情况下，医院可以通过详细说明患者护理的具体情况提出申诉，促使保险公司重新考虑并撤销拒付决定。无论具体情况如何，拒付信息对支付管理具有重要价值，应该成为诊所财务管理策略的核心部分。

CPT和ICD-10-CM代码有成千上万种，大多数门诊诊所还需要处理数百种健康保险计划。在这样繁杂的报销体系中，对付款正确性的严格审查至关重要。鉴于报销可能性极其多样化，相关的支付准确性技术几乎成为必需品。通常，每个保险公司和健康计划的预期"报销限额"会被录入诊所的管理系统，以便交叉匹配并验证实际支付金额是否与预期一致。如果报销金额偏离预期值，业务部门人员会对其进行调查，并验证或对支付金额提出申诉。

此外，门诊机构也可以寻求与支付方协商更高的支付率。这可能表现为争取提高允许支付额，或是在捆绑支付、风险分担机制、奖金分配等方面寻求更多收益。有时，谈判的目标不一定是报销金额本身，支付时间或减少行政负担等也可能是考虑的重点。尽管谈判不总是成功，但以一致且周密的方式处理合同谈判的门诊机构通常能获得更有利的报销条件。

为了实现最佳结果，采用标准化方法来衡量和监控诊所管理报告及关键收入周期指标至关重要。一些核心指标包括：

（1）净回收率（net collection rate，NCR）。净患者服务收入与总费用的比值，是门诊诊所最常引用的绩效指标之一。

（2）应收账款未收天数（days in receivables outstanding，DRO）。当前应收账款总额（扣除信用部分）与每日平均费用的比值。

（3）账龄报告（ATB）。特定时间段（如90～120天）内未收账款占应收账款总额的比例。

收入周期是高效管理门诊的关键。构建和维护资源以支持收入周期的每一步得到及时且准确的处理，需要全程投入关注和精力。

总的来说，门诊的收入由多种因素决定，包括服务量、编码、服务场所、报销方式、收款与应收账款管理，以及支付方组合。不断变化的报销环境为门诊诊所带来了挑战，也提供了挑战和机遇并存的管理空间。

支出管理

在门诊机构的运营中，医生、支持人员和管理团队的费用在会计处理中通常会被分别处理。医生的薪酬通常单独列出，尤其是在私人诊所中，因为他们的收入往往直接等同于诊所的利润。而在那些雇佣医生的医院中，医生的薪酬可能会根据生产效率、医疗质量或其他与其薪酬模型相关的因素而波动。医生及某些高级执业医护人员通常被视为收入创造者，而支持团队则被认为是辅助者，帮助收入的实现。管理团队可能被归类为支持人员，或者单独列为一项支出。

尽管支持团队的构成、规模和类型在各机构中有所不同，门诊机构在临床和行政团队上的支出通常占总收入的1/4，这构成了其运营成本的大约一半。支持团队通常是诊所最重要的资源投资之一。

控制成本是任何企业实现高效运营和盈利的关键。成本，即诊所为产生收入而投入的资源或资产，衡量了医疗机构为患者提供服务所需的支出。门诊机构的成本大致可分为两类：固定成本和可变成本。

固定成本

固定成本是指不随诊所患者数量波动而变化的费用。门诊常见的固定成本包括：

（1）人员工资和福利。为员工支付的固定薪酬及福利。

（2）技术费用。包括购买和维护软件、硬件的费用。

（3）家具和设备。如诊所使用的基础设备和办公用品。

（4）场地及运营费用。如租金、水电费、清洁费和场地维护费等。

（5）保险费用。包括职业责任险和其他保险费用。

（6）市场推广费用。如广告宣传和活动策划成本。

（7）其他行政支出。如行政服务费，这些费用通常与患者数量无关。

例如，如果某诊所某天接待了200位患者，而次日接待了150位患者，其在租金、人员工资、设备维护等固定成本上的支出并不会因患者量减少而下降。

阶梯型固定成本

固定成本的一种特殊类别是阶梯型固定成本。这类成本在活动量发生明显变化时才会有所调整，例如显著的患者流量增长或下降。

人员成本是一个典型的阶梯型固定成本。例如，当医疗机构新雇用一名护士时，最初阶段现有的支持团队可以协助完成这名护士的工作。但随着患者数量的增长，这名护士的日程安排逐渐满额，该机构可能需要额外雇佣一名医务助理来支持该护士的工作。类似地，当患者流量增加到一定水平时，机构可能会新增前台接待或额外设备。这些费用的增长是以"阶梯"而非线性方式发生的，因此被称为阶梯型成本。

固定成本和阶梯型成本最重要的两个要点是：

小幅患者量波动不会立刻引发固定成本或阶梯型固定成本的变化。例如，日均患者量从190人增加到192人，不会立即导致新增人员或设备。

固定和阶梯型固定成本在总运营支出中占比最大。因此，医疗机构应通过优化资源使用来最大化现有资源的效率。这要求机构通过负载均衡的方式来分配工作量。例如，如果接待团队每小时能高效处理20名患者，那么患者流量均匀分布在一天内要比集中在某一时段更高效。换句话说，让接待人员每小时处理20名患者，比早上集中接待40人，之后的时段几乎空闲更为合理。

可变成本

尽管门诊的大部分成本是固定的，与活动量无关，但某些支出仅在提供服务时发生，这些支出被称为可变成本。

可变成本是指随着某种活动的发生而变化的费用。假设某次就诊中为患者提供了一件一次性病服。这项开支完全是由患者的就诊行为引发的，因此属于可变成本。对于肿瘤科诊所或儿科诊所，药物和疫苗费用可能非常显著。为了控制这类成本，诊所通常在确认患者需要后才会使用相关资源。例如，肿瘤专科可能在明确患者确实需要某种化疗药物时才开药，以避免浪费。此外，优化工作流程以减少药物或疫苗的浪费，对于控制这些可变成本来说非常关键。通过基于活动的成本监控，诊所可以更清楚地了解成本流向，并发现降低开支的机会。

利润管理

门诊的净收入（即利润）是总收入减去所有费用的结果。尽管定义简单，净收入的实际意义却因诊所的运营模式而异。例如，在由独立医生拥有和经营的诊所中，利润通常直接等同于医生的个人收入。而在其他类型的门诊诊所中（例如由医院或其他机构拥有的诊所），医生的薪酬可能会作为固定成本包含在运营预算中。此类机构的利润通常被用于支付员工奖金、支持医院的其他部门、资助新项目等。许多门诊并不以盈利为目标，而是专注于产生足够的收入来覆盖运营成本。因此，间接成本的管理显得尤为重要，这些机构需要优化基础设施投资，以促进收入增长。与其他商业实体类似，门诊机构同样需要关注商业利润的核心概念，其中盈亏平衡分析、医生薪酬计划和间接成本控制是关键领域。

盈亏平衡分析

要做出与成本相关的决策，了解如何计算盈亏平衡点至关重要。盈亏平衡公式为：

$$盈亏平衡点 = \frac{固定成本（FC）+医生薪酬（PC）}{单次服务收入（RE）-单次服务可变成本（VCE）}$$

示例计算：

假设以下数据：

- 固定成本：每月 20 000 美元
- 医生薪酬：每月 15 000 美元
- 每次服务收入：150 美元
- 每次服务的可变成本：15 美元

首先，将固定成本和医生薪酬合计为 35 000 美元。然后将该数字乘以 12，计算全年总成本：

$$（35\,000\times12）\div（150-15）=3\,111$$

结果表明，该诊所每年需要完成3 111次服务才能实现盈亏平衡，即覆盖20 000美元的月固定成本和15 000美元的月薪酬。

接下来，需要将年度数据转换为月度、每周或每日数据点。假设诊所每年开放240天，那么日均患者量为：

$$3\,111\div240=12.96$$

如果诊所每周开放4天，且医生每年有6周的假期，日均患者量将上升至：

$$3\,111\div188=16.55$$

由于无法接待"0.55"名患者，实际需要接待17名患者。

要进一步确保实现盈亏平衡，诊所还需考虑患者爽约的情况。例如，若爽约率为25%，则实际需要安排的日均患者预约量为：

$$16.55\div（1-0.25）=22.1$$

因此，诊所应计划每天安排至少23名患者。

这个简单公式在门诊管理中非常实用。例如，如果医生期望提高薪酬，可以将额外薪酬计入固定成本中，然后重新计算盈亏平衡点，并与医生讨论新的患者量目标是否可行。此外，该公式还可以用来模拟成本的增减、收入的变化或时间调整的影响，也可作为更复杂财务模型的基础。

需要特别指出的是，患者量并非所有门诊运营中的关键绩效指标。若诊所已转向非基于服务量的补偿模式，例如风险分担计划或其他支付方案，则盈亏平衡分析仅适用于按服务收费（FFS）的业务部分。在这些情况下，应对公式进行调整以适应新的运营模式，例如考虑风险因素的影响。

医生薪酬制度

设计医生薪酬制度是门诊的一项独特挑战，需要兼顾诊所的使命、文化和财务现实。薪酬制度的制定通常根据诊所的所有权性质有所不同，例如是由医生拥有还是由第三方（如医院）经营。此外，不同专业领域的收入潜力和资源需求也会导致薪酬制度的差异，特别是对于多专科诊所或拥有多个亚专科的单一专业诊所而言。最后，薪酬制度还必须符合相关法律法规的要求。

机构可以与医生协商每年的固定薪资，或者在支付完运营成本后，将剩余收入按均分的方式支付给每位医生。然而，大多数门诊机构采用的是基于医生工作产出和/或绩效表现的可变薪酬计划。一种常见的模式是将固定薪资与可变薪酬相结合。例如，为医生提供一份与明确的产出和绩效预期挂钩的基础工资，同时设定超额完成目标后可获得额外可变收入的激励机制。

薪酬制度的两大核心要素是收入处理和成本处理。每家门诊医疗机构都要确定补偿计划所包含的收入类型，以及用于计算临床医生收入贡献的绩效指标。同时，每家机构也会界定应计入医生账下的成本内容。由于收入和成本的分配方式多种多样，因此几乎找不到两套完全相同的薪酬制度。

收入分配

在设计薪酬方案时，收入的分配方式可以基于产出指标，也可以结合产出与绩效指标。当基于产出设计薪酬方案时，需要明确衡量产出的内容和方法。例如，产出可能基于医生产生的净专业服务收入、患者群体规模和病情严重程度、患者就诊数量及类型、工作相对价值单位（WRVU，即直接与医生工作量相关的RVU部分）、其他单位，或者多个要素的组合。此外，还需要明确其他收入的处理方式，例如如何衡量和分配辅助收入、医院主任津贴、临床研究工资和专家证人费用。

薪酬与产出的关联方式也需要明确：是否采用直接关联，例如按净收入的固定百分比或按每个WRVU固定支付金额？或者采用间接方法，例如设定目标范围或门槛来计算薪酬？如果薪酬方案中使用多个产出指标，这些指标通常需要分配权重。例如，诊所可能决定70%的产出基于净收入，30%基于WRVU，或其他比例组合。

如果薪酬方案中同时包含产出和绩效指标，不仅需要明确上述产出衡量标准，还需决定用于薪酬计算的额外绩效指标。例如，一些机构可能认为医生在提供卓越患者服务时应获得额外报酬。在这种情况下，需要明确如何衡量服务质量。例如，若使用患者满意度调查来衡量服务质量，应决定使用哪些患者体验评分，是否设定特定阈值（达到阈值即被认为服务卓越），还是基于评分对医生进行排名？此外，还需明确服务质量指标的薪酬价值。

再举一个例子。诊所可能认为医生应对其患者群体的健康质量指标负责，例如糖尿病筛查率、乳腺癌筛查率、医院再入院率或手术结果。如果是这样，薪酬方案中需明确将使用哪些指标，以及这些指标如何被量化用于薪酬计算。

一旦产出和绩效指标确定后，需要明确各因素在薪酬计算中的权重。例如，产出指标可能占60%，而绩效指标占40%；或者采用其他比例分配。这些问题至关重要，医生和领导者需投入大量精力，制订出合法合规、财政合理、同时被医生普遍认为公平的薪酬制度。

成本处理

薪酬方案在处理门诊机构的直接成本和间接成本时也有所不同。有些机构不会将运营成本分配到医生个人，而是仅基于医生的产出支付薪酬。例如，每个WRVU设置固定的支付金额，而不直接将成本分摊给医生。在这种情况下，可以通过财务建模来确定每个WRVU的支付金额，确保收入能够覆盖诊所的运营成本。另一些机构则会将运营成本在医生之间平均分摊，每位医生需承担相应的成本份额。而还有一些机构采用详细的成本核算，将某些成本归为共享成本，例如房租、水电费和一般行政成本；同时，将其他成本直接分配到具体医生，例如临床支持人员的薪酬和福利，以及患者就诊所需用品的可变成本。与收入处理的决策类似，薪酬方案中的成本处理需要经过深入的规划、预测、讨论和辩论。

无论如何具体定义收入和成本的处理方式，理想的医生薪酬方案通常包含以下共同要素：

（1）与医疗机构的使命、愿景和目标保持一致；

（2）计划透明且易于理解；

（3）目标和期望明确；

（4）财务上与诊所的运营需求保持一致；

（5）符合法律规定。

理想的薪酬制度并非让所有人满意，而是让所有人都感到同样公平。当所有人都觉得"有点不尽如人意，但对大家都一样不尽如人意"，这实际上反映了一种平衡感。许多法律条款对医生薪酬方案的设计架构产生了影响，大多数医疗机构会在设计或修订薪酬方案时咨询医疗法律专家。例如，《斯塔克法案》中的自我推荐条款和联邦反回扣法规对联邦Medicare和Medicaid等项目有严格规定。此外，还需遵守州法律条款以及与联邦税法和免税组织相关的要求。这些因素限制了门诊机构可用来计算医生薪酬的方式。除了这些法律规定外，医生的身份（合伙人或雇员）以及所属的专科也可能是重要的考虑因素。

系统支出

在门诊医疗服务中，一个经常被提及的绩效指标是"间接费用率"（overhead rate）。这一指标衡量了门诊利用运营费用杠杆化创收能力的效果，其核心在于评估运营支出如何支持其创收资产——即医务人员。间接费用率通过以下公式计算：

$$系统支出比例（\%）=\frac{总运营成本（包括固定成本和可变成本）}{净患者服务收入（NPSR）}\times100\%$$

例如，风湿病学联合诊所计算出的总运营成本为 456 955 美元，净患者服务收入为 985 001 美元。根据上述公式，其间接费用率为 46.39%。也就是说，每赚取或收取的 1 美元中，约 0.46 美元用于系统性支出。

系统支出比例越高，留给盈利的空间就越少；而比例越低，门诊的盈利能力就越强。在独立由医生所有的门诊诊所中，利润通常等同于医生的报酬；而对于其他形式的门诊机构，利润可能成为机构所有者的经济收益，或者转作未来投资的资本。

以外科医生或手术为特色的门诊机构的系统支出比例通常较低。这并不意味着这些机构的支出少于初级保健机构，而是因为系统支出比例取决于分子（成本）和分母（收入）。执行手术或操作的机构通常收入较高，但部分人员成本由手术或操作所在的设施承担。例如，外科医生可能在医院的手术室中进行手术，而手术室与外科医生的门诊诊室是分开的。通常情况下，如果患者是可以自行活动的，会在手术前后到诊所就诊。然而，诊所并不承担手术室的人员、用品、设备或其他开支；这些费用由提供这些设施的机构单独计费和收取。而外科医生的收入被计入诊所，这自然降低了诊所的系统支出占比。

例如，外科门诊诊所的系统支出比例可能为 30%，而初级保健门诊可能超过60%。这种差距反映了门诊机构在成本分摊上的方法。实际上，收入对系统支出占比的影响很大。如果机构仅专注于成本削减而忽视其对收入的影响，那么系统支出比例可能不会降低，甚至可能升高。因此，许多门诊机构发现，财务管理的关键在于充分利用现有资源来创造更大的价值。

图6.6展示了门诊机构中成本、服务量和盈利能力之间的关键关系。

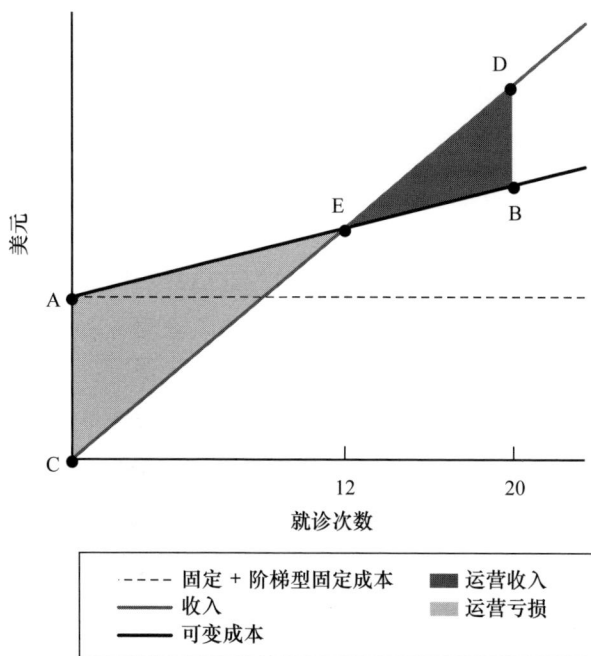

图6.6 成本—数量—利润图示

注：A点，固定成本＋阶梯型固定成本按每天0次就诊计算；B点，总成本（可变＋固定；阶梯型固定成本）每天20次就诊计算；C点，收入按每天0次就诊计算；D点，收入每天20次就诊计算；E点，盈亏平衡点（每天12次就诊的收入等于每天12次就诊的总成本）。

假设"阶梯性固定成本"（step-fixed costs）在当前的患者数量范围内是固定的。例如，临床和行政支持人员在每天 25 次就诊时保持不变；如果日就诊量增加到 50 次，固定成本将上升。需要注意的是，该模型未考虑非基于服务量（non-volume-based）的支付模式；若需考虑这些模式，则图中点 C 需要沿 x 轴向上移动。

财务报表

除了通过管理系统生成的与收入周期表现相关的财务和管理报告外，门诊机构还广泛使用三大主要财务报表：资产负债表、损益表和现金流量表。此外，预算也是门诊财务管理中的重要组成部分。

资产负债表

资产负债表又称财务状况表，展示了某一特定日期的财务状况。与涵盖一定时间跨度的信息不同，资产负债表仅反映在报告日期（如20××年 12月 31 日、20××年1月31日、20××年6月30日等）最后一刻的资产、负债和股东权益情况。资产负债表通过以下公式呈现其核心内容：

$$资产＝负债＋股东权益$$

为什么称其为"资产负债表"？因为机构的资产总额必须等于其负债与股东权益的总和，即两边必须"平衡"。

损益表

损益表又称利润表，反映机构在特定时间段内（如一个月、一个季度或一年）的财务表现，包括利润情况。损益表涵盖收入、支出、收益和损失，揭示了在特定期间内支付所有费用后诊所剩余的收入，也就是利润。理想情况下，损益表会展示每一项收入和费用的金额与百分比，并与历史数据及预算目标进行对比。为什么叫"损益表"？因为它展示的是在扣除所有支出后的剩余收入，即诊所的"利润"。然而，在独立运营的诊所中，医生（同时也是机构的所有者）通常会将诊所利润以工资（和奖金）的形式取出，以避免双重征税。因此，诊所的损益表可能显示没有"利润"，需要结合薪酬和福利情况来全面评估诊所作为商业实体的财务表现。需要注意的是，不同组织形式的税收优势各异，因此门诊机构在设计组织结构时，应咨询熟悉税务问题的会计师。

现金流量表

现金流量表反映了在特定时期内现金流动情况，涵盖经营活动、投资活动和筹资活动，显示了机构在报告期间内的现金来源与用途。为什么称为"现金流量表"？因为它展示了报告期内现金的流入与流出情况，通常与资产负债表和损益表保持一致。

尽管每份财务报表都独立呈现，它们却相互关联。例如，资产负债表中资产和负债的变化，会体现在损益表中的收入和费用中。单独一份财务报表并不能讲述完整的财务故事，但结合起来，这些报表能够为门诊诊所的管理、决策和监督提供强有力的信息支持。

预算

制定并维护预算为门诊机构的财务管理提供了坚实的基础，有助于用系统化的方法规范财务运作。预算通常按年度制定，与日历年或财年一致。在预算年度开始前的几个月，管理者或管理团队会对收入和支出进行估算。

理想情况下，预算不仅仅是简单的收入和支出预测。预算收入需要综合考虑多种因素，包括服务内容、患者量、编码、支付方的预期报销、应收账款管理、支付方构成以及服务地点。任何变化都会影响预算收入，例如报销模式的变化、新的法律法规的实施或市场动态的波动（如人口增长）。

从成本的角度看，预算成本按类别进行呈现。主要开支类别（如人力成本、信息技术支出等）的估算成本会单独列出。许多门诊机构会维持一份标准科目表，以便跟踪和分析历史开支。例如，与营销相关的支出会归类并一起报告，从而使诊所可以监控实际的营销费用与预算之间的差异，同时将其与前一年的营销支出进行比较。

当年度开始后，预算就成为财务期望的框架。实际支出会按照与预算一致的类别进行报告。虽然预算本身无法解决财务危机，但它能让利益相关方提前做好准备。例如，如果收入未达到预期，机构可以及早发现，而不是等到年底才发现需要动用银行存款来支付薪资。通过全年监测收入下降或支出增加的趋势，机构可以及时制定并采取干预措施。

结 论

门诊医疗机构的财务管理远不止普通企业对收入、支出和利润的管理步骤。收入周期涉及记录、出账、收款等所有步骤，流程复杂，需要具有严谨技能的专业人员确保财务表现的最优化。收入优化必须辅以周密的支出管理，使门诊医疗机构能够最大化其利润。这些努力可以通过财务报表和预算的支持，助力门诊机构在迈向财务成功的道路上持续前行。

讨论问题

1. 为什么过去医生只记录他们所执行的服务会成为问题？
2. 为什么医生认为薪酬计划对大家同样不公平时，反而会觉得理想？
3. 为什么"现金流"是门诊机构三大财务报表之一中的关键概念？
4. 举一个门诊医疗服务中可变成本的例子。

参考文献

American Medical Association. (2021). *CPT® 2021*.

Centers for Medicare and Medicaid Services. (2019, October). *Place of service codes for professional claims database*. https://www.cms.gov/Medicare/Coding/place-of-service-codes/Place_of_Service_Code_Set.

Centers for Medicare and Medicaid Services. (n.d.). *How to use the searchable Medicare physician fee schedule*. https://www.cms.gov/files/document/2020-physician-fee-schedule-guide.pdf.

Medicare Payment Advisory Commission. (2016, October). *Outpatient hospital services payment system*. http://www.medpac.gov/docs/default-source/payment-basics/medpac_payment_basics_16_opd_final. pdf.

Washington Publishing Company. (n.d.). *Claim adjustment reason codes*. https://x12.org/codes/claim-adjustment-reason-codes.

World Health Organization. (n.d.). *International Statistical Classification of Diseases and Related Health Problems (ICD)*. https://www.who.int/standards/classifications/classification-of-diseases.

第七章

人 力 资 源

学习目标

1. 了解门诊医疗中临床医生、临床支持人员和行政支持人员的关键角色及其协作方式。
2. 识别影响门诊医疗人员管理的

相关监管要求。
3. 描述为支持和优化门诊医疗人力队伍而开发的趋势和概念。

关键术语

- 组织架构图（organizational chart）
- 高级执业人员（advanced practice provider）
- 基准指标（benchmarks）
- 患者群体（patient panel）
- 执业范围（scope of practice）
- 医疗团队（care team）
- 最大化执业能力（top of license, TOL）
- 远程办公（telework）

引言

　　门诊医疗实践的人力队伍并没有单一的定义，其员工构成因机构的特性而异。医疗机构的人力需求可能随着其发展而变化。例如，增加一项新程序可能需要额外的人员支持；执业范围法律的变化可能导致某些岗位的资质要求发生调整；机构的增长可能需要新员工来支持运营。因此，门诊医疗的人力资源管理是一个复杂且动态的领域。由于人员是提供医疗服务的基础，并直接影响医疗服务的方式和质量，因此，人力资源管理在门诊医疗中尤为关键。

人员配置

门诊医疗机构的人员数量和类型因专业、服务范围、所有权及规模的不同而异。提供辅助服务（如影像检查或实验室服务）的专科医疗机构，通常比服务范围较为有限的医疗机构需要更多人员支持。隶属于医院或医疗集团的医疗机构，其行政支持（如信息技术、财务、设施维护等）可能由医院部门提供，而非专门配置人员处理这些功能。规模较大的医疗机构通常具备正式的组织架构，不仅有专门支持临床服务的员工，还配备与其规模、服务范围和复杂程度相匹配的行政管理团队。

无论专业、服务、所有权或规模如何，所有医疗机构都配备临床医生及从事临床与行政工作的支持团队。这些员工通常由一名或多名主管、经理或监督人员领导，为团队提供管理和指导。

临床医生

门诊医疗机构可能配备一名或多名医生。如果医疗机构仅有一名医生，通常称为"独立诊所"；若有多名医生，则称为"联合诊所"。2020年，14%的医生在独立诊所工作，其余医生则在联合诊所工作。同年，17.2%的医生在拥有50名或更多医生的医疗机构工作（美国医学会，2021）。在某些允许非医生组织运营医疗机构的州，门诊医疗机构还可以由高级执业人员或其他医疗专业人士拥有和运营。

在门诊医疗机构工作的医生根据其培训背景提供初级保健、内科专科、外科专科或辅助专科服务。医疗机构还可能配备一名或多名高级执业人员，包括医师助理、执业护士、注册护士和助产士等。医生与高级执业人员统称为"临床医生"，他们可能还会与其他医疗专业人员合作，为患者提供诊疗、支持、教育和联络服务。

门诊医疗机构的临床医生配置因专业不同而有所差异，但同一专业领域内通常有相似的人员配置模式。例如，耳鼻喉科诊所可能配备耳鼻喉科医生、听力学家和医师助理；内分泌科诊所可能配备内分泌科医生、认证糖尿病教育专家和临床护理专家；校医院可能配备全科医生和执业护士；骨科诊所可能配备骨科外科医生和物理治疗师。这些医疗机构的临床医生可能需要前往医院进行手术或协助手术、为住院或其他机构的患者提供会诊，或完全在门诊环境内工作。某些门诊环境，例如门诊手术中心，可能配备专门的管理和支持团队，临床医生以合同形式租用手术中心的空间进行手术。

高级执业人员在门诊医疗机构中扮演着关键角色。表7.1显示了按《联邦医疗保险医师收费表》提供服务的临床医生数量及其构成（2014—2019年）。虽然该数据涵盖了所有医疗环境，但也反映了高级执业人员作为临床医生的增长趋势。

表7.1 2014—2019年Medicare收费标准下的临床账单条目

	2014年	2015年	2016年	2017年	2018年	2019年
数量（千人）						
医生，初级保健专科	141	141	141	140	139	139
医生，其他专科	432	439	447	455	461	468
高级执业注册护士和医生助理	161	178	198	218	237	258
其他从业人员	156	161	167	172	178	184
总计	890	919	952	985	1 015	1 048
每1 000名参保人						
医生，初级保健专科	2.9	2.8	2.7	2.6	2.5	2.5
医生，其他专科	8.8	8.7	8.6	8.5	8.4	8.3
高级执业注册护士和医生助理	3.2	3.5	3.8	4.1	4.3	4.6
其他从业人员	3.2	3.2	3.2	3.2	3.2	3.3
总计	18.0	18.1	18.3	18.4	18.5	18.7

资料来源：Medicare Payment Advisory Commission. (2021, March). *Report to the Congress: Medicare payment policy* (p. 109).

注："初级保健专科"包括全科医学、内科、儿科和老年医学，不包括住院医生（hospitalists），后者被归类为"其他专科"。"其他执业人员"包括物理治疗师、心理学家、社会工作者、足病医生等。本表中列出的临床医生数量，仅包括当年服务对象超过15位受益人的执业人员。

计算每千名受益人对应的医生数量时，纳入了传统医疗保险B部分（Medicare Part B）与Medicare Advantage计划的受益人，假设医生通常会为这两类患者提供服务。数据中不包括非个人类服务提供者，如临床实验室和独立诊断检测机构。由于四舍五入，部分数据的子项合计可能与总数不完全一致。

医疗机构的临床医生数量及类型通常基于社区需求、内部与外部基准指标、监管环境以及报销机会来确定。此外，还需考虑设施的规模与类型以及人员配备情况。

社区需求

临床医生的数量和类型通常由社区内患者的需求决定，并与之相匹配。根据人口密度按专业划分的医疗服务量数据，可以从由美国CDC下属的国家卫生统计中心（NCHS）主导的国家门诊医疗护理调查（NAMCS）和国家医院门诊医疗护理调查（NHAMCS）中获取。表7.2提供了按年份统计的全国范围内的医生诊所和医院门诊就诊数据，这些数据有助于判断所需临床医生的适当数量和类型，以满足患者需求。

表7.2 1973—2016年美国医生诊室和医院门诊年门诊量

年份	医生诊室门诊量ª（百万）	医生诊室就诊率（每人）	医院门诊人次ᵇ（千）	医院门诊率（每百人）
1973	644.9	3.1		
1974	577.8			
1975	567.6	2.7		
1976	588.3	2.8		
1977	570	2.7		
1978	584.5	2.8		
1979	556.3	2.6		
1980	575.7	2.7		
1981	585.2	2.6		
1982				
1983				
1984				
1985	636.4	2.7		
1986				
1987				
1988				
1989	692.7	2.8		
1990	704.6	2.9		
1991	669.7	2.7		
1992	762	3	56.6	22.5

续表

年份	医生诊室门诊量[a]（百万）	医生诊室就诊率（每人）	医院门诊人次[b]（千）	医院门诊率（每百人）
1993	717.2	2.8	62.5	24.6
1994	681.5	2.6	66.3	25.6
1995	697.1	2.7	67.2	25.7
1996	734.5	2.8	67.2	25.4
1997	787.4	3.0	77.0	28.9
1998	829.3	3.1	75.4	28
1999	756.7	2.785	84.6	31.1
2000	823.5	3.004	83.3	30.4
2001	880.5	3.144	83.7	29.9
2002	890	3.144	83.3	29.4
2003	906	3.173	94.6	33.1
2004	910.9	3.159	85	29.5
2005	963.6	3.31	90.4	31
2006	902	3.066	102.2	34.7
2007	994.3	3.356	88.9	30
2008	956.0	3.201	109.9	36.8
2009	1 037.8	3.441	96.1	31.9
2010	1 008.8	3.322	100.7	33.2
2011	987.0	3.222	125.7	41
2012	928.6	3.008	-	-
2013	922.6	2.967	-	-
2014	884.7	2.8	-	-
2015	990.8	3.133	-	-
2016	883.7	2.779	-	-

注：1973年起，每年从NAMCS中检索医生诊室就诊数据；1992年起，每年从NHAMCS检索医院门诊就诊数据；由于质量问题，2012—2016年的NHAMCS数据未公布。

[a]包括患者对非联邦医生诊室的就诊。

[b]包括对非联邦短期住院医院门诊部门的患者就诊。

资料来源：NAMCS/NHAMCS data was retrieved from summary reports published by the Centers for Disease Control and Prevention, National Center for Health Statistics. *Advance data from vital and health statistics.* https://www.cdc.gov/nchs/products/ad.htm. All material appearing in this report is in the public domain.

即便是患者需求量不足以从商业角度支持医疗机构的运作,特定社区对患者服务和可及性的需求,仍可能决定临床医生团队的规模。在这种情况下,外部机构可能会提供财务补贴,允许医疗机构在患者量需求之外设置适当规模的团队。然而,在建立涉及财政支持的正式关系之前,相关方应咨询熟悉医疗法律的律师,因为此类关系可能涉及法律问题。

医疗机构所服务的"社区"或"市场"的范围,具体取决于医疗机构的专业领域及地理位置。例如,一个儿童神经肿瘤科医生的服务范围可能覆盖多个州,而普通儿科医生的服务对象可能主要集中在医疗机构方圆五英里的家庭。一般来说,初级医疗通过位于社区内的实体门诊医疗机构提供,患者也可能选择由在零售诊所执业的医生提供的服务。这些服务可通过远程医疗提供,患者无须离家,由本地或外地执业医生在线完成诊疗。专科医疗机构,包括内科和外科专业,通常以区域为基础分布。这些医疗机构可能有由医生拥有的社区诊所,也可能是医院雇用的多学科团队,位于住院楼旁的门诊综合设施内。专科医生也可能依靠虚拟平台开展工作,尤其是在初步会诊和术后护理方面。初级保健和专科医疗机构可能与其他类型的门诊医疗机构协作,例如设在当地的社区健康中心、提供疫苗接种服务的地方公共卫生部门,或提供筛查检查的移动诊所。由于门诊医疗机构的性质各不相同,它们所服务的社区也随之变化。

在谈论门诊医疗机构的地理分布时,通常会听到"本地初级保健"和"区域专科医疗"这样的术语。然而,随着技术的迅速发展,传统实体医疗机构提供门诊服务的模式正在被逐步改变。

内部基准

门诊医疗机构可以利用内部基准数据,例如机构层面的排班信息,来指导临床医生容量管理的决策。例如,如果新患者的预约时间逐渐延后至几周甚至几个月后,这可能提示医疗机构需要评估是否需要新增临床医生来满足不断增长的患者需求。对于专科医疗机构来说,转诊数据也非常重要。如果转诊患者因无法及时接诊而形成积压,这可能促使机构重新评估现有的临床医生配置。此外,当临床医生宣布辞职、退休,或突发事件导致人员流失时,机构也会参考这些数据，决定是否需要补充临床医生，并确定所需临床医生的类型：是医生、专业护士，还是其他医护专业人员。通过基于内部数据对需求进行研究和评估，尽管往往被医疗机构忽视，但实际上可以为确定临床医生配置提供非常有价值的见解。

外部基准

关于某一特定门诊医疗机构所需临床医生数量和类型的决策，还可以通过利用来自专业协会、专科学会和数据供应商的生产力基准数据加以完善。通常情况下，这些基准数据由专业协会每年发布，而专科学会和供应商则可能更快速地通过调查反馈数据。例如，某专科学会可能汇总其成员的数据，得出医生平均每天接诊25名患者。基于此基准，该专科的医疗机构可以验证其医生的接诊量是否合理。如果某机构每天接诊150名患者，那么每位医生每天接诊25名患者的基准数据表明，该机构需要配备6名全职等效（full-time-equivalent，FTE）的临床医生。另一个常见的指标是工作相对价值单位，这一指标能更好地反映不同工作复杂性的差异。

在初级保健中，患者群体基准对于确定医疗机构的临床医生数量也很有帮助。初级医疗的本质在于与患者长期建立关系，且临床医生与患者之间的互动常常超越了面诊的环节。例如，预防服务的管理、咨询和协调护理，以及分诊和建议等活动，是初级保健的核心。因此，初级保健机构的规模不一定通过每天接诊的患者数量来衡量，而是通过在特定时间段内实际管理的患者总人数，即患者群体规模来衡量。通常以三年为期，患者群体的定义为在这一期间内接诊的独立患者数量（与就诊次数不同）。例如，一个专科协会可能报告其专科的患者群体中位数为3 000名独立患者。如果某门诊医疗机构服务了15 000名患者，则需要配置5名全职等效临床医生。患者群体的最佳规模可能会根据患者的特征（例如性别、保险类型和年龄）进行调整。例如，婴儿和老年患者通常需要更多的服务，因此管理这些患者的群体规模可能小于由20～50岁健康成年人组成的群体规模。此外，基于各种健康社会决定因素，患者群体规模可能还需进一步调整。表7.3展示了一项观察研究中，基于年龄、性别和保险类别对27家初级保健诊所超过150 000名患者的计算加权结果。

表7.3　按年龄、性别和保险类别计算的小组加权值

年龄（年）	保险	男性权重	女性权重
	Medicare	1.00	1.00
0～3	Medicaid	1.51	1.44
	其他	1.64	1.55
	Medicare	1.00	2.62
4～14	Medicaid	0.85	0.78
	其他	0.84	0.82
	Medicare	1.15	1.82
15～39	Medicaid	0.69	1.20
	其他	0.53	0.81
	Medicare	1.65	2.22
40～59	Medicaid	1.13	1.45
	其他	0.80	1.00
	Medicare	1.52	1.71
60～74	Medicaid	1.42	1.57
	其他	1.12	1.21
	Medicare	1.89	1.98
>75	Medicaid	1.04	1.71
	其他	1.33	1.09

资料来源：Kamnetz, S., Trowbridge, E., Lochner, J., Koslov, S., & Pandhi, N. (2018). A simple framework for weighting panels across primary care disciplines: Findings from a large US multidisciplinary group practice. *Quality Management in Health Care, 27*(4), 187. https://doi.org/10.1097/QMH.0000000000000190.

注：其他类别包括所有其他支付方（即健康维护组织、商业保险公司和其他保险公司）。具有双重资格的受益人数按照他们最主要的保险计入。

除了这些与临床医生数量和工作量或患者量相关的基准外，还需要牢记，医疗服务是一项高度依赖质量的行业，患者对高质量服务的需求和期望都很高。为了确保能够提供高质量的服务和实现良好的健康结果，基准可能需要在定期的服务质量评审基础上进行修订。

监管环境

门诊医疗机构的人力资源管理中，法规是一个重要因素。医疗专业人

员的执业范围根据州的不同而有所差异。美国护士协会（American Nursing Association，n.d.）将执业范围定义为"在符合专业执照规定的情况下，一名合格的医疗专业人员被认为有能力执行且被允许开展的服务"。例如，在某个州，执业护士（nurse practitioner，NP）可以作为独立执业者开具药物处方，而在相邻州的执业范围内，这一行为可能被禁止。除了具体工作任务外，州政府还可能规定监督要求。例如，一个州可能要求医生必须签署每位由护士执业医师诊治患者的记录，而相邻州可能仅要求医生与护士执业医师之间达成一次性的执业协议。这些法规适用于所有临床人员，具体内容由各州的执业范围决定。由于这些执业范围可能涉及门诊医疗机构中常规执行的任务（例如注射），了解适用于医疗机构的执业范围限制至关重要。

其他利益相关者也需要遵循相应的法律法规。例如，医疗机构可能需要遵守资质认证要求。某些情况下，医院的门诊手术中心可能要求医生通过申请和审批流程方可执业。此外，医疗事故保险提供商也可能成为重要因素。某些保险可能不覆盖所有临床人员或其他工作人员，这会影响机构的人员配置决策。

报销机制

报销机制可能影响门诊医疗机构的临床人员配置模式，因为保险公司可能不会为某些类型临床人员提供的服务支付费用。例如，虽然某州法律允许认证护士专科人员（certified nurse specialists，CNS）以独立执业身份提供服务，但保险公司可能不愿为此类服务埋单。在另一种情况下，某家门诊医疗机构可能以医院门诊诊所的名义登记，因此无法为某些受雇于医院的非医生临床人员单独开具账单。这些临床人员的服务可能已经被包含在医疗设施的报销费用中，但并不作为单独的可收费项目。

总而言之，门诊医疗机构的临床人员配置受多种因素影响，包括：社区需求、患者量和患者群体规模（这些因素可以与行业基准进行比较）、监管要求、医疗事故保险覆盖情况，以及报销机制。此外，设施本身和支持临床医生的受训员工也是重要考量因素。即使上述条件全部符合要求，医疗机构仍需要找到一名适合的临床医生，他或她必须在地理上接近、具有执业资格，并愿意在该机构提供服务。

临床支持人员

平均来看，医生每天有将近一半的工作时间用于患者接诊以外的非临床行政事务（Gottschalk and Flock，2005）。因此，医生必须有一个支持团队，能够将工作按执照要求和执业范围分担出去。临床支持人员在确保临床实践高效、有效和一致性方面，以及实现优质医疗效果中扮演着重要角色。

和临床医生一样，临床支持人员的数量和类型因医疗机构的专业领域和服务范围而异。临床支持人员包括注册护士（RNs）、执业护士（LPNs）和执业职业护士（LVNs，这一称谓在加利福尼亚州和得克萨斯州代替了LPNs），以及医疗助理（MAs）或认证医疗助理（CMAs）。根据医疗机构的专业领域及服务内容，还可能需要其他类型的临床支持，例如放射技术员和临床实验室人员。总体上，临床医生是能够为其服务开具账单的人员，而临床支持人员则通常提供不计费的支持服务。不过也有一些例外，例如某些护士提供的医疗服务在特定的门诊场景中可以被计费。

各州对执业范围的法律规定对临床支持人员的配置医疗助理，就像这些规定对临床医生来说一样重要。例如，如果某州法律不允许医务助理进行注射操作，而该任务又需求量很高，这种规定将直接影响人员配置。举例来说，在一个提供疫苗接种服务的儿科诊所，当州法律禁止临床支持人员注射时，这项职责必须由医生或高级执业提供者来承担。这类法律规定显著影响了工作流程以及机构中临床医生的数量需求。因此，临床支持人员的需求不仅由所提供的服务类型决定，还取决于各州法律对支持人员执业范围的许可。

与临床医生类似，支持人员的执业范围可能还会受到医疗机构要求和医疗事故保险的进一步规定。例如，有些医院可能允许护理人员进行特定伤口护理，而其他医院可能将这一任务分配给高级执业提供者。

除了支持人员的类型外，支持人员的数量也是医疗机构需要重点考虑的问题。一些专业协会、专科学会或第三方供应商可能会提供按医生数量配置支持人员的基准数据，比如"每名全职等值医生对应的支持人员数"或"每名全职等值提供者对应的支持人员数"（包括医生和非医生临床人员）。然而，这些比例通常未考虑实际工作量。比如，如果某机构采用静态模式，不论该医生每天接诊8名还是38名患者，统一为每名医生配备一名全职注册护士，这种配置就难以与实际工作量匹配。更理想的做法是基于时间和动作研究，以及观察每位支持人员完成任务的数量和类型来制定人员配置比例。

近年来，远程医疗的快速普及使得医疗机构需要为这一新兴工作领域配备人员。远程医疗相关任务包括准备虚拟问诊、患者随访、在过渡期间提供支持、解读移动健康设备的测试数据等。这些任务拓展了传统门诊医疗机构的工作范围。一些机构尝试将远程医疗的职责分配给现有员工，而另一些机构则建立了独立于传统面对面问诊的远程医疗团队，有的机构为远程和面对面医疗分别配备了临床和行政人员，有的则仅为临床人员进行分工。资料7.1展示了一个提供远程问诊服务的医疗机构工作分配示例。

资料 7.1　护理管理团队任务——线上和线下服务	
线上护理管理团队任务	线下护理管理团队任务
预约前信息整理	临床接待与分诊
远程患者沟通	临床支持
护理监测	药物准备与管理
远程临床接待与分诊	培训、教育和指导
结果沟通	医嘱与转诊

行政支持人员

医疗机构中的行政支持人员负责处理非临床事务，这些事务对机构的正常运行至关重要。这些任务包括协助患者流程管理，以及负责沟通、信息技术（IT）、收入周期、财务与会计、人力资源以及设施与维护的基础架构。以下章节概述了核心行政人员通常承担的一些通用工作职能与职责。需要注意的是，这并非详尽的清单，因为医疗机构的具体需求可能决定其他人员职能的增加。这些职责通常由内部人员负责管理，但某些任务也可能外包给第三方，或者由机构的企业级所有者处理。此外，医疗机构还可能依赖合同工或临时员工来完成这些工作。

患者流程管理

行政人员负责患者到诊前的挂号与预约任务，同时管理患者到诊时的接待工作。此外，他们还负责患者就诊后的任务执行，包括转诊、检查、辅助检测以及其他后续事项。

沟通管理

沟通团队负责处理机构内外的信息交流，包括接听和拨打电话、管理患者门户和短信、在线聊天以及其他信息的收发。此外，他们可能会负责患者的随访联系以满足诊间护理需求。

信息技术

IT团队负责医疗机构管理系统和电子健康记录系统的搭建、安装、维护和支持，同时满足临床医生和工作人员的计算需求。他们还可能负责支持机构部署的其他技术系统或解决方案。此团队还需维护机构的硬件设备，包括计算机、平板电脑、自助终端机及其他设备。

收入周期管理

前台和业务办公室人员通常被分配到与收入周期管理相关的具体角色，包括但不限于收费记录、编码、申报理赔、账户跟踪、付款记录、退款管理、催收以及数据管理。

财务与会计

财务与会计团队负责采购、工资管理、设备清单、投资、资本支出、预算、退款以及其他相关财务与会计工作。

人力资源

人力资源团队负责人员的招聘与留用，管理薪酬和福利。此外，他们可能参与质量改进工作，例如监控临床人员的绩效表现，或为临床与行政人员提供职业发展机会。

设施与维护

设施管理人员负责与机构设施相关的任务，包括管理水电、保洁以及建筑维修或施工。

在门诊医疗机构中，行政人员的职称会有所不同。例如，负责管理患者流程行政事务的人员通常被称为"患者服务代表"（patient service representatives，PSRs）。然而，相同职责的人员也可能被称为"接待员""前台人员""客户服务代表"或"医疗团队助理"等类似称谓。同样，业务办公室中负责账户跟进工作的行政人员可能会被称为"账户跟进代表""账单员""收入优化人员""保险跟进代表"等。这种多样性表明，在比较和对比不同门诊机构的人员配置模式时，需关注行政人员的具体工作任务，而不仅仅是依赖职称。

随着医疗机构的扩展，行政人员的工作职能会变得更加专业化。例如，一位PSR可能需要单独负责挂号、预约、接听电话、处理消息和患者到诊等一系列任务；但在更大的机构中，这些任务可能由专门的团队分工完成。例如：注册团队专注于处理特定注册问题，如过期保险、非网络覆盖患者，以及需要保险公司授权的患者。预约团队专门负责处理所有与预约相关的电话、消息、在线聊天和短信请求；或者，仅负责接收新患者或转诊来源的预约请求。转诊团队专门负责处理外部转诊请求。由于工作职能会因专业领域和机构类型而异，团队的构成、规模和职责也随之不同。机构规模扩大后，需要更多人员来处理这些任务，而职能也会按照更具体的任务进行组织。这种任务的分组和组织使得针对性招聘、培训、技术支持、质量保证、人员管理和监督更加有效。

与临床人员类似，门诊机构中行政人员与临床医生的比例也有基准数据可供参考。然而，这些基准数据也面临与临床人员类似的挑战，即无法完全反映实际工作量。因此，建议医疗机构进行内部评估，以确定具体的工作类型和范围。

表7.4提供了门诊医疗机构关键岗位员工的每日工作量范围。这些数据可

作为内部评估的补充，帮助确定机构所需的理想人员类型和数量。

表7.4 每日员工工作量范围

任务	每位员工的日工作量范围	与任务相关的员工类型
完整注册	60~80 位患者	患者服务代表
简单注册	80~100 位患者	患者服务代表
完整预约＋挂号（"预约挂号"）	55~75 位患者	调度者
预约	50~75 次预约	调度者
手术预约	30~40 台手术	调度者
护士分诊＋咨询	60~80 位患者	护士
诊疗服务（复诊预约、诊疗结束医嘱）	50~75 位患者	患者服务代表
转诊	30~50 次转诊	患者服务代表
预授权	30~50 次授权	患者服务代表

注：此处的"每日"是指每个8小时工作日。工作量范围取决于营业日的长短、患者人数（包括新患者与复诊患者的比例）、信息系统、所需数据、自动化程度以及诊所使用的工作流程。应用时应考虑测量员工处理每项任务所需的时间，然后叠加非工作时间系数（downtime factor，因休息、会议、设备故障、系统维护等而无法提供医疗服务的时间占总可用工作时间的比例），得出诊所的理想工作量范围。

管理结构

门诊医疗机构的管理结构各有不同，但通常都会有专门的管理人员。这个管理人员可能是临床工作者或非临床工作者，有时也可能是由两人组成的"医生－管理者"团队共同负责。在这种团队中，医生管理者通常专注于临床管理，而非医生管理者则侧重于业务及非临床事务的管理。这种"双人管理"（physician-administrator dyads）模式在大型门诊机构中十分常见。机构的规模决定了是否需要专职管理人员，或者管理人员是否需要在多个场所或机构之间分配时间。

门诊医疗机构可能采用各种组织结构。图7.1～图7.4展示了从单一或小型门诊机构到大型门诊机构的组织结构。这些只是示例，因为组织结构通常会因

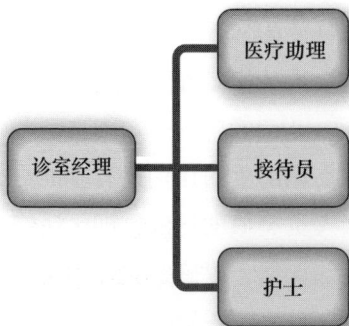

图7.1 小型门诊机构——组织结构示例

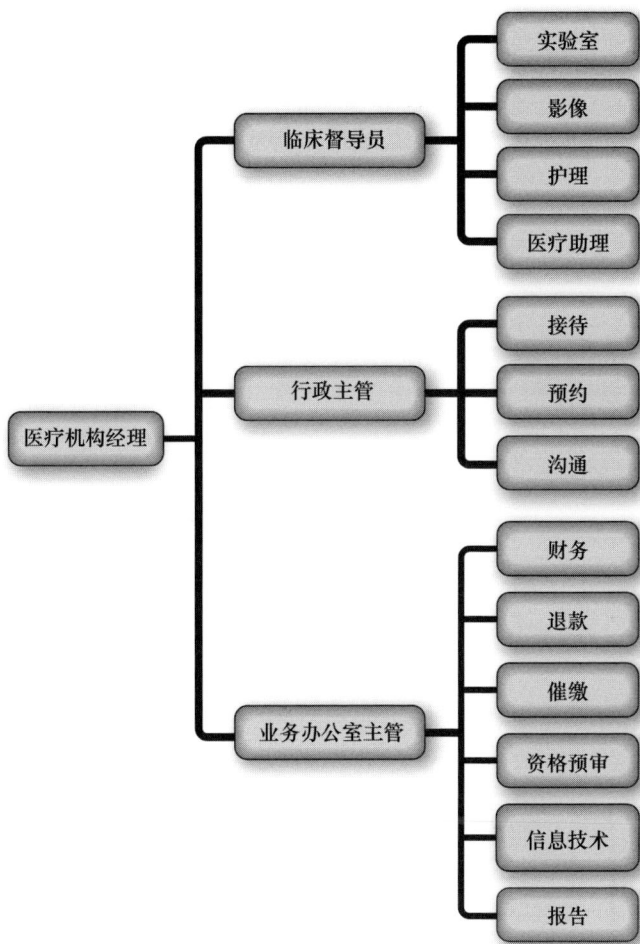

图7.2 中型门诊医疗机构——组织结构示例

以下因素而有所不同：机构规模（包括场所数量及规模），所提供的临床服务种类及数量，领导者的偏好，管理人员的培训、技能和经验，以及机构的整体管理需求。有时管理工作也会外包给第三方。

与其他行政职位一样，门诊医疗机构主要行政负责人的职称并不统一，可能被称为"办公室经理""机构经理""业务管理员""门诊护理副总裁"或"首席门诊医疗官"等。在大型机构中，可能还会有完整的管理团队，包括首席执行官（CEO）、首席财务官（CFO）、首席运营官（COO）以及其他类似

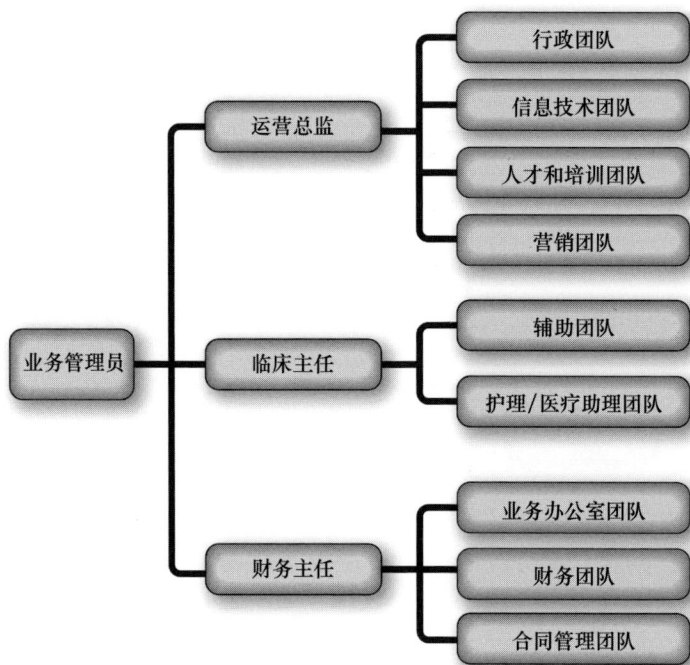

图 7.3　大型门诊医疗机构——组织结构示例

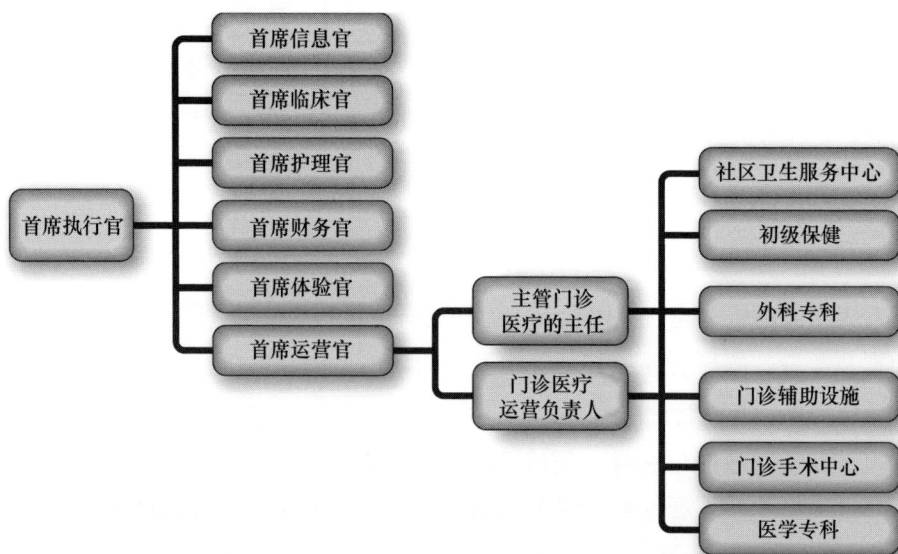

图 7.4　附属医院的门诊医疗机构——组织结构示例

于其他医疗机构中的高管团队。管理团队可能位于企业层面，而每个门诊机构（或机构组）会配备一名机构经理负责具体的监督工作。在医院或医疗集团中，门诊机构可能属于单独的部门，也可能直接向医院的首席运营官、首席医疗官或其他高级行政人员汇报工作。与特定服务线相关的门诊机构可能直接向服务线管理者汇报。例如，骨科、运动医学、物理康复、职业医学以及肌肉骨骼影像的门诊机构可能都向肌肉骨骼服务线管理者汇报。此外，管理职责也可能由多人分担，例如常见的由管理员与医生领导者组成的"双人管理"模式。

成为门诊医疗机构的管理者并没有特定的职业路径。许多管理者在医疗和商业领域接受过培训，具备相关技能和教育背景。有些管理者有临床背景，而另一些则在其他行业从事过管理工作，并具备可与门诊机构管理需求相匹配的技能。还有一些人可能最初从事支持性职位，后得到机会转向管理领域。尽管技能、培训和教育背景各有不同，但大多数管理者都喜欢门诊医疗机构复杂且不断变化的工作环境，这是他们的共同特质。

关键考量

人员是门诊医疗机构运作的核心要素。除了人员数量、类型及其分布外，围绕人力资源管理还有许多需要重点关注的内容。以下部分将探讨与门诊医疗机构人力资源相关的重要概念。

职位描述

为门诊医疗机构的所有岗位编写清晰的职位描述具有多重优势。首先，职位描述能够明确岗位期望，将其分享给潜在候选人可以提高找到合适人选的概率。职位描述的作用不仅限于招聘阶段，还可以在雇用后继续发挥作用。通过记录岗位职责和任务，职位描述能够为持续的绩效管理提供框架支持。此外，从法律的角度来看，职位描述也具有一定的价值，具体的法律优势可以与熟悉人力资源法规的律师进一步探讨。

薪酬

与任何企业一样，门诊医疗机构必须提供具有竞争力的薪酬。市场薪资水平可以通过多种途径获取，例如美国劳工统计局提供的工资数据、本地类似岗位的招聘广告，以及由第三方机构提供的薪酬调查报告。除了薪资外，门诊医疗机构通常通过提供额外福利来提升对员工的吸引力并提高员工的留任率，包括带薪休假、健康保险、退休金、残疾保险和人寿保险。更重要的是，许多门诊医疗机构还提供非传统的福利，如现场托儿服务、灵活排班等，以吸引并留住高素质的员工。

绩效管理

门诊医疗机构通常会采用正式的绩效管理流程，至少每年进行一次。员工可能需要根据职位描述对自己的表现进行自我评估，并与经理或主管一起审阅和完善评估结果，也可能采用由上而下的绩效管理方式。为了确保客观、公正地评价员工的优势与改进机会，明确且有效传达的岗位绩效期望是至关重要的。

教育与培训

医疗行业不断变化，因此教育与培训的意义举足轻重。员工通常需要根据其专业领域满足继续教育的要求，这些教育和培训要求通常由门诊医疗机构提供经济支持。随着新的研究和证据出现，临床实践指南也不断更新，许多机构会组织培训或讨论会，帮助员工了解并应用相关的新发现。机构还可能通过正式或非正式的导师关系，支持员工提供循证的医疗服务。此外，由于法律、支付协议、监管规则的变化，员工可能需要接受相关的教育和培训。同样，随着患者流程逐渐转向远程和虚拟医疗服务，员工需要学习新的技能以适应变化。为了确保员工的知识和技能能够跟上快速变化的行业环境，培训形式是多种多样的，包括内部培训、在线课程和远程学习机会。

趋势

团队照护（care team）

在门诊医疗机构中，由于工作内容复杂且任务量大，团队合作对于患者照护至关重要。团队合作不仅包括人员之间的有效沟通与协调，还可能采用更正式的组织结构，比如将人员分配到具体团队并设置轮岗职责。团队规模可以很小，例如由一名医生和一名医疗助理组成的简单团队，也可以扩展到包括药剂师、健康教练和心理健康专家在内的多角色团队。

研究者 Warde 等（2019）提出了"跨专业团队绩效概念模型"（conceptual model of interprofessional team performance），为医疗团队合作提供了框架支持。虽然该模型最初针对初级保健环境设计，但其原则同样适用于门诊机构。图7.5展示了影响团队合作的结构要素、绩效领域，以及以透明度、信任和人际关系为核心的工作环境文化和团队合作的预期成果。

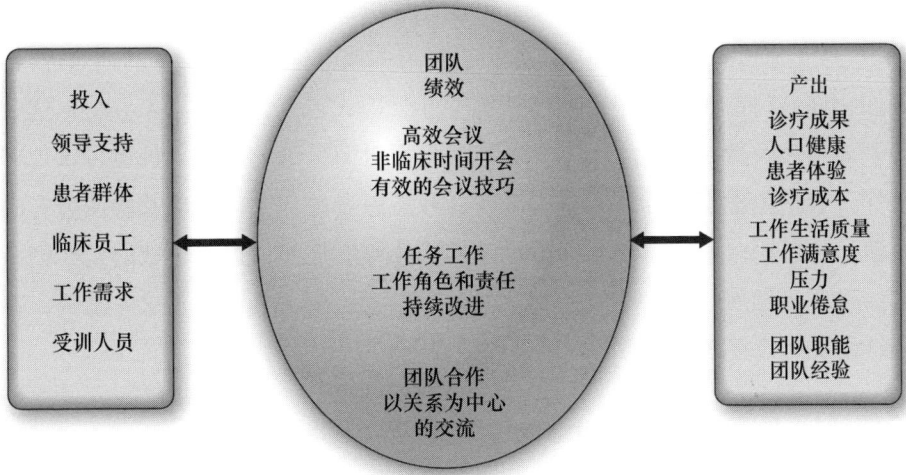

图7.5 团队绩效概念模型

资料来源：Warde, C. M., Giannitrapani, K. F., & Pearson, M. L. (2020). Teaching primary care teamwork: A conceptual model of primary care team performance. *The Clinical Teacher, 17*(3), 250. https://doi.org/10.1111/tct.13037.

这种以团队为导向的人力资源管理方式在门诊机构中非常普遍。这是因为门诊医疗的复杂性使患者能从多角色人员协作提供的全面诊疗和护理中获益。

最大化执业能力

2010年，美国医学研究所在报告《护理的未来：引领变革，推动健康》（*The Future of Nursing: Leading Change，Advancing Health*）中提出了一项重要建议："护士应充分发挥其教育程度的最大潜力。"这一建议推动了门诊机构重新思考所有临床岗位的职责划分，并开始优化工作任务的分配方式。行政人员也参与其中，通过合理分工让任务与职位的能力要求更加匹配。围绕充分利用教育背景和专业技能的这一目标，业界逐渐形成了"最大化执业能力"的理念。许多门诊机构已经通过重新分配任务和优化人员配置，将TOL原则融入日常工作中。充分利用每位员工的教育背景、培训经验以及技能，不仅能提高工作效率，还能显著改善医疗服务的覆盖范围（Berry，2003）。

远程办公

门诊医疗机构根据职位性质，可能允许员工远程工作。新冠疫情加速了这一趋势，使部分业务和临床工作得以在家中或其他适宜、安全的地点进行。例如，许多门诊预约呼叫中心已从集中办公模式转变为员工居家办公，这一转型通常涉及数百名员工。同样，不参与面对面就诊的临床人员也可以远程工作，包括为虚拟诊疗预约进行准备、开展患者关怀支持，以及协调患者的过渡。随着医疗服务系统对线上诊疗的依赖程度加深，这一领域的工作创新有望进一步发展。可穿戴设备和其他远程患者监测工具助推了这一趋势，在传统的实体诊室之外为患者提供必要的服务和护理。

工作环境（work environment）

像任何组织一样，门诊医疗机构的工作场所也可能面临挑战。这些挑战常因门诊机构工作环境的高压力和高节奏而加剧。为营造理想的工作氛围，制定支持良好工作环境的规章制度对于机构具有重要价值。一些机构可能自然拥有高效的工作氛围，但主动创造一个积极的工作环境，从长远来看对机构内所有人都有益处。知识框7.1列举了美国医学会提出的高效工作场所政策要素。关于如何管理干扰性医生行为的案例研究，可以帮助我们进一步理解工作环境的相关主题。

知识框7.1 有效工作场所政策的要素

（1）描述管理层对提供安全健康工作环境的承诺。

（2）展示领导对员工的关注，表明管理层关注霸凌和不专业行为，以及严肃处理的态度。

（3）清晰定义职场暴力、骚扰和欺凌行为，包括恐吓、威胁以及其他形式的侵略性行为。

（4）明确政策适用对象（如医务人员、行政人员、患者、员工、承包商、供应商等）。

（5）定义应有的行为和禁止的行为。

（6）明确员工在遭受职场霸凌时可采取的具体步骤。

（7）提供联系信息和保密记录、举报事件的清晰流程。

（8）禁止报复行为并确保隐私和保密。

（9）正式记录培训要求。

资料来源：美国医学会（2021）。医疗保健工作场所的欺凌。

https://www.ama-assn.org/system/files/2021-02/workplace-aggression-report.pdf。

集中化（centralization）

门诊医疗机构可能独立运营，但它们与更大的医疗实体的联系正日益紧密。这种整合可能与所有权结构相关，例如门诊机构由当地医院拥有和运营。然而，所有权并非门诊医疗机构实现集中化的必要条件。技术正在成为连接医疗服务系统的纽带，超越了治理、管理和所有权的范畴。图7.6展示了患者旅程中的一系列接触点。

门诊医疗机构在患者管理中起着至关重要的作用，而如何合理配置人员以支持这一目标也在不断发展。相比简单地让员工在周一至周五的8:00到

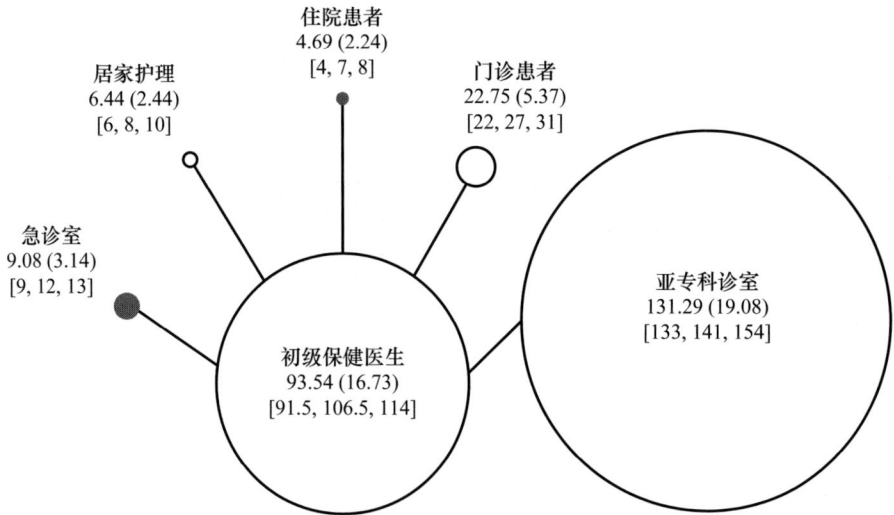

图7.6　成人患者平均每周医疗保健事件

资料来源：Rossi, M., & Balasubramanian, H. (2018). Panel size, office visits, and care coordination events: A new workload estimation methodology based on patient longitudinal event histories. *MDM Policy & Practice,* 3(4), 11. https://doi.org/10.1177/2381468318787188.

注：图中数据为2000名患者（基于2011年医疗支出小组调查的18岁以上且报告经常使用初级保健的患者小组）按事件类型观察到的每周事件计数的平均值（标准差）。第二行括号内为第50、75和90百分位数。

17:00工作，更需要一种能够灵活支持患者持续护理的模式，因为医疗服务并非仅限于传统的工作时间。如果一家医疗机构单独运营，可能会因为人手不足而难以确保每项工作都能顺利完成，而集中整合人力资源则提供了一种更为高效的选择。当然，与患者建立密切的关系同样重要，因为熟悉患者的需求往往能带来更好的治疗效果。因此，门诊医疗机构需要在规模化服务与个性化关怀之间找到平衡，这并非易事。

　　为了应对门诊医疗管理的复杂需求，支持团队需要具备灵活、适应性强的组织结构。在设计人员配置时，必须避免出现碎片化的医疗服务。如今，门诊医疗机构的人力资源管理正在逐渐从分散、独立的运作方式转向团队协作模式，以系统化的方法更好地满足患者的需求。图7.7展示了一个示例性模型，尝试在医患关系的紧密性和全局协作的系统化策略之间找到平衡，从而为社区提供更全面的医疗服务。

门诊协调医疗
线下诊疗
初级保健团队
现场快速检验 (POCT)

社区支持协调照护
转诊/医嘱指引　　虚拟诊疗接诊
健康促进　　　　　患者教育
分诊和建议　　　　患者沟通
就诊前规划　　　　检查结果
诊疗协调　　　　　流动医护人员

系统促进健康和服务
服务前收入周期管理
　　患者参与/共同决策/高级诊疗规划
预约和容量管理　　　知识管理
风险/复杂诊疗管理　　分析

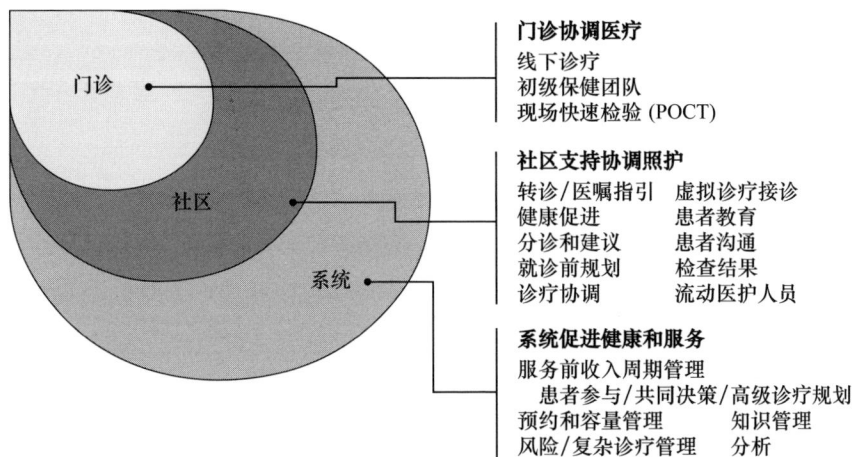

图7.7　门诊医疗服务集中化支持的示例人员配置模型

服务

　　本章主要探讨人员配置的具体操作，但门诊医疗机构的人力资源在建立、培养和提升卓越服务文化方面的重要性不容忽视。门诊医疗机构通常环境忙碌，容易使人将注意力集中于确保效率和效果的各种流程与程序上，但始终需要将"服务"放在首位。招聘并留住致力于以患者为中心的员工至关重要。资料7.2展示了一份机构对患者服务承诺的誓言，这份誓言提醒着每个人，门诊医疗机构最重要的服务目标是——组建并管理一支真心关怀患者、全力以赴履行承诺的团队。

资料7.2　"对患者的承诺"誓言

　　我们每个人也都是患者。我们以希望自己被对待的方式对待患者——尊重他们，关爱他们。

　　我们的患者不是打扰我们的人；他们是我们存在的根本原因。

　　我们的患者不仅仅是"附加"任务；他们是我们一天中最重要的人。

　　我们的患者在致电或来访时不是干扰；他们是在给予我们机会。

　　我们的患者不是医疗记录编号；他们是需要我们尊重、礼貌和专业对待的生命个体。

我们的患者并不依赖我们；我们依赖他们。

我们的患者不是"挂号"或"报到"的对象；我们要以温暖的态度迎接他们。

我们的患者有选择权；我们认可并感激他们选择了我们。

我们的患者不是额外的工作负担；我们很荣幸能为他们提供医疗服务。

结论

门诊医疗机构的团队由专注于高质量患者护理和服务的临床人员及支持人员组成。机构需要一支组织良好、分工明确的团队，每位成员都承担着特定的职责和责任，从而支撑起临床和业务的基础架构，确保服务的整体质量与效率。

讨论问题

1. 为什么门诊医疗机构的员工可能需要进行新的培训？
2. 使用集中化人员配置模式相比独立运作模式有哪些优劣？
3. 为什么随着医疗机构的扩大，行政人员的职能会变得更加具体？
4. 为什么"高效会议"是团队绩效模型中三个关键方面之一？
5. 新冠疫情会如何改变门诊医疗机构某些岗位的工作描述？

参考文献

American Medical Association. (2021, May 5). *Policy research perspective*. https://www.ama-assn.org/ system/files/2021-05/2020-prp-physician-practice-arrangements.pdf.

American Nursing Association. (n.d.). *Scope of practice*. https://www.nursingworld.org/practice-policy/ scope-of-practice/.

Berry, L., Selders, K., & Wilder, S. (2003). Innovations in access to care: A patient-centered approach. *Annals of Internal Medicine, 139*, 568-574. https://doi.org/10.7326/0003-4819-139-7-200310070-00009.

Gottschalk, A., & Flocke, S. A. (2005). Time spent in face-to-face patient care and work outside the examination room. *Annals of Family Medicine, 2005*: 488-493. https://doi.org/10.1370/afm.404.

Institute of Medicine. (2010). Institute of Medicine (US) Committee on the Robert Wood Johnson .

Foundation Initiative on the Future of Nursing, at the Institute of Medicine. (2011). *The future of nursing: Leading change, advancing health*. National Academies Press (US).

Warde, C. M., Giannitrapani, K. F., & Pearson, M. L. (2019). Teaching primary care teamwork: A conceptual model of primary care team performance. *The Clinical Teacher, 17*: 249-254. https:// doi.org/10.1111/tct.13037.

案例研究

破坏性行为

Iris Grimm

医师领导力教练

Master Performance，Inc.

美国佐治亚州亚特兰大

经理的艰难一天

"在 Dr. Wright 离开会议室后，我终于忍不住松了一口气。这次对话并不容易，但我总算坚持下来了，也许还成功让他意识到了他的行为给我们员工带来的负面影响。"

事情是这样发展的：我刚接手担任运营经理没多久，诊所的合伙人就告诉我，凡是与 Dr. Wright 相关的人员问题和员工沟通事务，都需要通过我来处理。换句话说，如果有员工对 Dr. Wright 有意见，他们会来找我反映，由我去和他沟通。而如果 Dr. Wright 觉得某位员工有问题，他也会先告诉我，再由我作为中间人进行调解。当时听到这个安排，我其实挺吃惊的，因为在我的接触中，他表现得完全是位绅士。

但很快，问题就出现了。某天下午，Dr. Wright 的常规助理不在，而另一位医务助理拒绝和他合作。我不得不介入，试着调停和安抚大家的情绪。

几个月后，我在休假期间，Dr. Wright 遇到了一位技术员的抱怨。那位技术员向他倾诉对诊所的不满。本来他完全可以等我休假结束再处理这件事，但他直接对那位技术员说了一句："不开心的话你就辞职吧。"结果，这句话被对方当了真。一个星期后，那位技术员递交了辞职信。再过了几周，她便在竞争对手的诊所找到了一份类似的职位。

我很担心，如果我不能说服 Dr. Wright 改善与员工的关系，诊所合伙人可能会对他采取纪律处分，甚至终止他的合同。虽然他每季度都是团队里业绩最好的医生，但这种行为对团队的士气和运营影响太大了。

今天的会谈，我觉得我的观点基本传递清楚了，我们也制定了一些改进行为的准则和目标，希望可以扭转他的不良行为，避免未来再发生类似的员工问题。

讨论问题： 经理终于松了一口气，认为会议进行得很顺利。如果是你，你会如何处理这场会谈？下面是领导力教练 Iris Grimm 在管理破坏性行为方面的建议：

邀请对话。 主动邀请医生进行一次对话，讨论最近发生的"与员工之间的问题"。避免使用带有评判性或指责意味的词语，例如"冲突"或"你的行为"。相反，可以用中立的语言来描述主题，强调积极的结果。理想情况下，会议应安排在中立的地点，比如会议室或别人的办公室，避免受到干扰。如果是在你自己的办公室举行，尽量避免坐在办公桌后面，可以选择在会客区面对面坐着，避免物理障碍制造距离感。

缓解紧张情绪。 会议一开始，可以通过一些开放性、非相关的话题来减轻紧张气氛并防止医生产生防御反应，例如："最近工作怎么样？"或"周末过得如何？"这取决于你与医生的熟悉程度。随后，可以进入会议主题，但要以非对抗性的中立方式引入，例如："我了解到有员工反映您的管理方式有些问题。每个故事都有两面，我想先听听您的版本，这样我们可以一起找出防止类似情况再次发生的方法。"

保持中立。 专注于提出关于"什么""什么时候"和"在哪里"的开放性问题，避免使用"为什么"，因为这显得带有指责性。可以用"是什么原因导致了……"这样的表述。

观察非语言信息。 不仅要倾听医生的言辞，还要密切关注他们的语调、肢体语言、面部表情和整体的态度。这些信号有助于感知言语背后的情绪。如果医生表现出恼怒或防御情绪，可以有同理心地介入，重申会议的初衷。

如果有必要，可以短暂休息，让情绪平复。

记录与重复关键点。询问医生是否可以在对话中记录要点，尽量选择在说话的间隙记录。保持眼神接触和积极的肢体语言，记录笔记可以传递出你重视并倾听对方观点的信号。同时，可以重复医生的关键评论和解释，以确保你的理解是准确的。

挖掘细节。如果医生使用一些笼统的表述，比如"我已经说了一千遍了……"，可以进一步追问具体的细节和描述，以便更清楚地理解情况。

对事不对人。避免评论医生"搞事情"，而是聚焦于具体行为及其对他人的影响。

总结。在会议结束时，口头总结医生的陈述，让他们感到自己的观点被倾听和重视。

达成下一步共识。最后，与医生一起确定解决问题的后续步骤。这可能包括：在后续会议中进行头脑风暴，与内部或外部专家安排技能辅导课程，或者探索在线课程和教育文章等资源。越是避免引发医生的防御心理，并保持以解决问题为导向的讨论，他们越有可能配合和开放心态。在某些情况下，你可以考虑安排一个三方会议，邀请医生、员工和你共同探讨解决方案，但具体是否需要这么做取决于涉及的个性和问题的复杂性。

医生必须具备可被指导和改进的意愿。务必密切关注他们的进展，如果发现改进有限或毫无进展，不要犹豫，及时提供进一步的建议或干预措施。大多数医生都希望在一个运转顺畅的工作环境中工作。在这样的环境中，即便偶尔发生人际冲突（毕竟我们都是普通人），这些问题不会被忽视，而是能够及时、公正地得到解决。最终，你、医生、员工以及患者都会达成共赢。

特别提示：当加入一家新的医疗机构时，记得主动与所有医生建立良好的关系。试着了解他们的关注点，询问他们最在意的事情，并逐步建立信任。如果未来不得不与某位医生展开类似案例中那样的重要对话，这种信任基础将会让沟通更加顺畅。